HOPITAL PASTEUR (LE HAVRE) SERVICE DU Dr ROBERT SOREL

# DE LA MÉTHODE AMBULATOIRE
DANS
# LES TRAUMATISMES OSSEUX
# DU MEMBRE INFERIEUR

PAR

Le Dr Léon GUITARD

ANCIEN INTERNE DU SERVICE

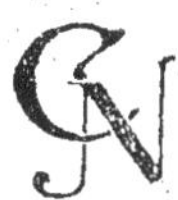

PARIS

C. NAUD, ÉDITEUR

3, RUE RACINE, 3

1903

HOPITAL PASTEUR (LE HAVRE) SERVICE DU Dr ROBERT SOREL

# DE LA MÉTHODE AMBULATOIRE

DANS

# LES TRAUMATISMES OSSEUX

# DU MEMBRE INFERIEUR



PAR

Le Dr Léon GUITARD

ANCIEN INTERNE DU SERVICE

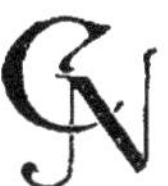

PARIS

C. NAUD, ÉDITEUR

3, RUE RACINE, 3

1903

*Avant de terminer nos études médicales, nous voulons évoquer ici des souvenirs pour nous particulièrement pénibles : ne pouvant adresser la dédicace de cette thèse à notre père et à notre frère, nous tenons à dédier ces quelques pages inaugurales à leur mémoire en témoignage de reconnaissance filiale et fraternelle.*

A MA MÈRE

A MES TANTES, MESDEMOISELLES POULMARC'H

A MA SŒUR

A MON BEAU-FRÈRE

A MONSIEUR LE DOCTEUR COSMAO-DUMENEZ
ANCIEN DÉPUTÉ

A MONSIEUR LE DOCTEUR SOREL
CHIRURGIEN DE L'HOPITAL PASTEUR DU HAVRE

A MES CAMARADES DE L'INTERNAT

AUX MIENS ET A MES AMIS

A LA MÉMOIRE

DE MONSIEUR LE DOCTEUR DELACOUR

ANCIEN DIRECTEUR DE L'ÉCOLE DE MÉDECINE ET DE PHARMACIE DE RENNES

A MES MAITRES DE L'ÉCOLE DE MÉDECINE DE RENNES

MM. les Prs Bellamy, Perret, Lhuissier, Bertheux, Lefeuvre, Blin, Dayot, Perrin de la Touche, Lemoniet, Castex, Follet, Topsent, Laurent, Le Damany, Lautier, Véron.

A MES MAITRES A LA FACULTÉ DES SCIENCES DE RENNES

MM. les Prs Joubin, Guittel, Crié, Lesage, Seunes, Kerforne, Cloarec.

A MES CHEFS DE SERVICE DANS LES HOPITAUX DU HAVRE

MM. les Drs Lecène, Engelbach, Sorel, Frottier, Caron, Lenormand, Renau, Leroy, Balard d'Herlinville, Walch, Termet, Guillot, Bernardbeig, Deronde, Deville.

A MM. Le Marié et Dominique

PHARMACIENS DES HOPITAUX DU HAVRE

# INTRODUCTION

Le traitement des fractures est une des questions chirurgicales sur lesquelles, depuis plusieurs années, on a émis le plus d'idées dissemblables: et, comme résultat, nous nous trouvons actuellement en présence de plusieurs méthodes absolument différentes, et qui ne sont d'ailleurs nnllement basées sur les mêmes principes.

P. Denucé (de Bordeaux) (1) dit: « Tant que le travail d'ossification n'est pas arrêté, il faut maintenir le membre dans l'immobilité. »

L. Championnière (2), à la séance de l'Académie de Médecine du 21 décembre 1897, formule comme il suit les principes de sa méthode qui est le massage :

« L'immobilisation ne favorise point la réparation des tissus et des organes.

« Ceux-ci ont besoin de mouvement pour se réparer comme ils ont besoin de mouvement pour vivre.

---

(1) P. Denucé. Article Pseudarthrose. *Nouveau Dictionnaire de méd. et de chir. pratiques*. Paris, 1880.

(2) L. Championnière. Communication à l'Académie de médecine, 21 décembre 1897.

« L'immobilisation, qui a été et est encore un procédé banal en chirurgie, doit disparaître.

« Je vous montrerai les mêmes réparations faites, pendant le mouvement pour les articulations comme pour les os, pour les muscles comme pour les articulations.

« ... l'influence bienfaisante de la mobilité sur les réparations des tissus représente une des manifestations les plus paradoxales de la physiologie pathologique. »

La découverte des rayons Röntgen devait apporter à l'étude des fractures beaucoup de facilité. Des chirurgiens, plus audacieux, frappés de la fréquence de l'irréductibilité des fragments, ont pensé à affronter les unes aux autres les surfaces osseuses.

D'autres chirurgiens, faisant de la mobilisation le principe de leur méthode, ont eu l'idée de traiter les fractures du membre inférieur, tout en conservant au membre sa fonction pendant la durée du traitement. « Espérer faire marcher UTILEMENT les blessés atteints de fracture du fémur ou du tibia n'est pour l'instant qu'un beau rêve dont le lendemain, quelque désirable qu'il soit, ne peut encore être prévu (1). » « Cette expression si sévère est de nature à décourager toute tentative de soulager, par un simple appareil de prothèse, les infortunés blessés qui ne veulent pas se résigner à passer à l'état d'infirmes... A tout prendre, les tâtonnements que comporte la prothèse externe peuvent être bien des fois renou-

(1) HENNEQUIN. *Revue d'orthopédie*, 8e année, 1er janvier 1897, p. 79.

velés sans qu'ils provoquent la moindre menace de danger (1). »

Nous avons vu appliquer et nous avons eu l'occasion d'appliquer nous-même des appareils ambulatoires pour divers traumatismes du membre inférieur dans le service du Dr Sorel, chirurgien à l'hôpital Pasteur du Havre, et les bons résultats obtenus nous ont donné l'idée de ce travail.

Dans un premier chapitre, nous ferons l'historique des chirurgiens qui ont utilisé la méthode ambulatoire, puis nous passerons en revue les diverses méthodes du traitement des fractures. Nous examinerons ensuite les avantages du traitement ambulant et les résultats obtenus. Enfin nous étudierons les objections qui ont été faites à ce traitement, ses indications et ses contre-indications.

Avant d'aborder cette étude nous tenons à remercier ici tout particulièrement MM. les P[rs] Castex et Laurent dont nous avons été pendant trois ans préparateur de physique médicale à l'École de médecine et de pharmacie de Rennes.

Pendant notre séjour dans les hôpitaux du Havre nous avons eu le plaisir d'être l'interne de M. le Dr Lecène et nous devons le remercier pour les bontés qu'il a eues à notre égard et le profit que nous avons retiré du temps passé dans son beau service de médecine et de chirurgie infantiles de l'Hôpital général.

M. le Dr Engelbach, chirurgien de l'hôpital Pasteur,

---

(1) Bourlet. Déambulation dans le traitement des pseudarthroses de la ambe, p. 11. *Thèse*, Paris, 1898.

nous a laissé, pendant que nous étions son interne, une large initiative et a bien voulu nous prodiguer ses conseils éclairés ; nous tenons à lui en exprimer toute notre reconnaissance.

Nous remercions M. le Dr Renau, médecin-chef de service de l'hôpital Pasteur, dont nous avons été l'interne pendant un semestre.

Merci aussi à M. le Dr Frottier, médecin-chef de service de l'hôpital Pasteur, qui, dans de longues leçons cliniques, nous a appris à examiner les malades, et nous a initié au diagnostic si souvent méticuleux de la tuberculose au début. Il fut toujours pour nous non seulement le conseiller judicieux, mais aussi l'ami sûr dont nous garderons un souvenir inaltérable.

M. le Dr Sorel, dont nous avons suivi sans cesse les méthodiques leçons, nous a appris à faire le diagnostic chirurgical et à envisager les conditions d'intervention. Nous exprimons à ce maître bienveillant et dévoué nos regrets de n'avoir été que peu de temps son interne. Longtemps resteront dans notre esprit les trop courts instants passés dans son service, et nous ne savons comment le remercier de l'enseignement qu'il nous a donné, de nos amicales causeries scientifiques, de son affabilité et de ses bontés pour nous. Nous le remercions tout particulièrement de nous avoir donné de cette étude le sujet et les documents.

Nos collègues et amis Rémon, Le Nouène et Marquer, internes du service de M. Sorel, qui ont mis si obligeamment leur temps à notre disposition, ont droit aussi à tous nos remercîments.

Nous garderons un bon souvenir des moments passés dans les hôpitaux du Havre, et de nos bonnes relations avec l'Administration, M. le Directeur et la presque totalité du personnel des hôpitaux.

Notre excellent ami JOUY a bien voulu se charger de l'exécution des dessins contenus dans cette étude, nous voulons lui adresser cordialement nos remercîments.

Durant toutes nos études, M. le Dr COSMAO-DUMENEZ nous a prodigué ses conseils, et les services qu'il nous a rendus lui donnent droit à notre reconnaissance la plus profonde.

M. le Pr LE DENTU a daigné nous faire l'honneur d'accepter la présidence de cette thèse. Qu'il veuille bien recevoir ici l'expression de notre vive gratitude.

---

# CHAPITRE PREMIER

## Historique.

Seutin (1) semble être le premier, en 1834, qui ait appliqué la méthode ambulatoire. Le membre était enveloppé d'un appareil amidonné et suspendu par des bretelles passant autour du cou. Le malade s'aidant de deux béquilles, pouvait marcher sur la jambe saine, la jambe fracturée n'appuyant pas sur le sol. On a reproché à cet appareil d'être très fatigant pour le malade.

Hessing (2), un orthopédiste, a construit un appareil ambulatoire compressif à attelles et à douilles. Il a présenté au LIe Congrès des médecins et naturalistes, à Cassel, en 1878, un homme de 38 ans, qui avait eu une fracture de la cuisse droite au tiers supérieur quatorze jours auparavant. Le malade se servait de deux cannes pour marcher; il pouvait même monter des escaliers. Cet appareil avait l'inconvénient de coûter cher et d'être très compliqué ; on devait fabriquer un nouvel appareil pour chaque cas particulier.

---

(1) *Beiträge zur Klinischen Chirurgie*, t. II, p. 499, 1893.
(2) *Deutsche medicinische Wochenschrift*, p. 764, 1889 et p. 845, 1890.

Reyher (1) a traité les fractures de jambe et les fractures de cuisse par la méthode ambulatoire : il appliquait un appareil amidonné qui immobilisait le membre pendant huit ou dix jours, puis il lui substituait des attelles de Thomas qu'il fixait par un pansement avec bandes de gaze et de flanelle. Ce second appareil permettait la marche. Reyher a traité ainsi 20 fractures de jambe ou de cuisse avec succès.

Dombrowski (de Dorpat) (2) et Zelenkow (3) se servaient aussi d'attelles de Thomas. Ils fixaient leur appareil au moyen de douilles en feutre silicaté, mais l'appliquaient seulement après la disparition du gonflement.

Harbordt (4) emploie, en 1889, pour les fractures de jambe et de cuisse des attelles en bois concave, avec une planchette pour le pied ; les attelles et la planchette sont réunies entre elles par une tige de fer. L'appareil prend pour point d'appui la tubérosité de l'ischion, faisant ainsi la contre-extension. L'extension est faite par des lacs fixés sur le dos du pied et attachés à la planchette. Harbordt a décrit ses appareils au LXII^e^

---

(1) Reyher-Treubert. Zur Behandlung der Fracturen der unteren Extremität. *Wratsch*, 1882. — Ref. *Centralblatt für Chirurgie*, p. 254, 1883.

(2) Dombrowsky. Zur orthopäd Behandlung der fungösen Gelenkkrankheiten und Fracturen an den unteren Extremitäten. *Inaug. Dissert.* Dorpat, 1887.

Dombrowski. Eine modification des Thomas'schen apparates zur Behandlung einfacher Fracturen u. fungöser Gelenkkrankungen an den unteren Extremitäten. *Saint-Petersbourg med. Wochenschrift*, 1881, n° 32.

(3) Zelenkow. Zur Behandlung der Fractura simplex. *Saint-Petersbourg med. Wochenschrift*, 1889, n° 9.

(4) Harbordt. Eine neue Schiene zur Behandlung von Oberschenkelbrüche ohne dauernde Bettlage. *Deutsche med. Wochenschrift*, 1889, p. 764.

Congrès des Naturalistes Allemands à Heidelberg en 1891. König, Schönborn et Wolf ont objecté que cette manière de faire était insuffisante dans les cas de fractures obliques de la cuisse avec raccourcissement, les parties molles de l'ischion ne pouvant être à même de supporter la pression nécessaire pour obtenir l'extension.

Heusner (1), en 1890, montre que le raccourcissement, la raideur articulaire et la déviation sont moins considérables, quand les fractures sont traitées par la méthode ambulatoire. Il met deux attelles des deux côtés de la jambe malade ; ces attelles ont des charnières au genou et au cou-de-pied ; à leur partie supérieure est un anneau qui doit servir de point d'appui au bassin ; à leur partie inférieure, une semelle en métal. Heusner a traité ainsi 31 cas de fractures de cuisse.

Krause (2), en 1891, a publié les résultats qu'il a obtenus par le traitement ambulatoire qu'il a appliqué pendant trois ans dans le service de Volkmann à Halle. En 1895 il fait une nouvelle publication de cas traités dans son service de chirurgie d'Altona. Il s'est toujours servi de la même méthode, qui est la suivante : il enveloppe le membre d'une bande de mousseline, puis il ap-

---

(1) Heusner. Ueber Behandlung der Oberschenkelbrüche im Umhergehn. *Deutsche med. Wochenschrift*, 1890, p. 845.

Heusner. Die Behandlung der Oberschenkel und Oberarmbrüche im Barmerkrankenhause. *Archiv für klin. Chirurgie*, Bd. 43, p. 91.

(2) F. Krause. Beiträge zur Behandlung der Knochenbrüche der unteren Gliedmassen im Umhergehn. *Deutsche med. Woch.*, 1891, n° 13, p. 457.

F. Krause. Erfahrungen über die Verwendung des Gehverbandes. *Deut. med. Woch.*, 1895, n° 12, p. 187.

plique une bande plâtrée, en évitant les renversés qui pourraient secouer le membre. La semelle de l'appareil est faite de bandes plâtrées. Krause se sert de plâtre à modeler, parce qu'il lui semble que le plâtre délayé donne un pansement moins élastique.

Il procède un peu différemment, suivant qu'il a à traiter des fractures des malléoles, des fractures de jambe ou des fractures de cuisse ; dans les fractures des malléoles, il fait remonter la bande plâtrée jusqu'au milieu de la jambe ; il laisse le genou libre, excepté dans les cas de fractures à déplacement considérable, et difficiles à maintenir ; — dans les cas de fractures de jambe, la bande remonte jusqu'au milieu de la cuisse ; — dans les fractures de cuisse et les ostéotomies du fémur, jusqu'au haut de la cuisse ; — dans les fractures de cuisse au tiers supérieur ou dans les fractures du col, Krause se sert en outre d'un appareil composé de deux tiges de fer et d'un soulier. Il a traité ainsi 98 cas différents : fractures de jambe, de cuisse, compliquées ou non ; ostéotomies du cou-de-pied, de la jambe, et de la partie inférieure du fémur. Il faut, en moyenne, habituellement, 70 jours pour la consolidation, et 106 jours pour la sortie du malade. Krause a réduit ces chiffres à une moyenne de 41 et 60.

Une méthode un peu différente est celle que Korsch (1) expose dans les deux mémoires qu'il a publiés, l'un en

---

(1) Korsch. Appareil ambulatoire dans les fractures de jambe et de cuisse. *Berlin. klin. Woch.*, 1893, n° 2.

Korsch. Beiträge zur Mekanik des Gehverbandes. *Berlin. klin. Woch.*, 1895, 4 mai.

1893, l'autre en 1895. Il applique directement le plâtre sur la peau, légèrement graissée. Il ne se sert pas de ouate, parce que la ouate s'imprègne assez rapidement de sueur; il dit que le plâtre, directement appliqué, adhère mieux à la peau et aux saillies osseuses.

Pour les fractures de jambe, il met un étrier métallique qui prend point d'appui au niveau des tubérosités du tibia. Il emploie cette méthode même dans les cas de fractures compliquées, faisant, avant l'application de l'appareil, un pansement antiseptique sur la plaie. L'adhérence à la peau et aux malléoles maintient l'extension; la contre-extension est obtenue par l'appui de l'étrier métallique sur les tubérosités du tibia pour les fractures de jambe, et par l'anneau sur lequel repose l'ischion dans les fractures de cuisse. Korsch a montré que ses appareils maintiennent bien les fragments.

Bruns (de Tübingen) (1) dit que le traitement ambulatoire ne le séduisait guère, à cause des difficultés d'application des appareils. Mais, après avoir fait appliquer deux fois par Hessing son appareil, il reconnaît les avantages du traitement, il reproche à l'appareil d'Hessing d'être trop coûteux, devant être fait à nouveau, pour chaque cas particulier, par un orthopédiste. Il trouve que le bandage amidonné ne sèche pas assez vite, ce qui peut amener des déplacements. Bruns a fait construire par W. Beuerle, fabricant d'instruments à Tübingen, un

(1) Bruns. Ueber den Gehverband bei Fracturen und Operationen an den unteren Extremitäten nebst Beschreibung einer neuen Geh. und Lagerungsschiene. *Beiträge zur klin. Chirurgie*, 1893.

appareil qui peut être utilisé pour le côté droit comme pour le côté gauche, et pour les différentes tailles; nous en donnerons plus loin la description.

Bruns a employé la méthode ambulatoire dans 26 cas différents, dont 3 fractures de jambe, 3 de la partie moyenne de la cuisse, 1 du col du fémur, et 1 pseudarthrose de la cuisse, dans trois cas les fractures étaient compliquées; — 4 cas de résection et d'arthrotomie du genou; 4 cas d'ostéotomie unilatérale, 3 cas d'ostéotomie double pour genu valgum, 1 cas de pseudarthrose opérée.

Hans Schmidt (de Stettin) (1) publie en 1893 un mémoire donnant les résultats qu'il a obtenus par les appareils ambulatoires, et reconnaît les avantages de la méthode.

Dollinger (Julius) (de Buda-Pest) (2) a fait paraître deux mémoires; l'un en 1893, l'autre en 1894, sur le traitement ambulatoire. Il est revenu sur le même sujet, en 1902, au Congrès Belge de chirurgie.

W. Liermann (de Francfort-sur-Mein) (3) publie en

---

(1) H. Schmidt. Die Behandlung der fracturen der unteren Extremität. *Centralblatt für Chirurgie*, 1893, nº 32.

(2) J. Dollinger. Ein einfacher abnehmenbarer Gipsverband zur ambulanten Behandlung der Unterschenkelfracturen. *Centralblatt für Chirurgie*, nº 46, 1893.

J. Dollinger. *Centralblatt für Chirurgie*, nº 1, 1894.

J. Dollinger. Communication au *Congrès belge de chirurgie*, septembre 1902.

(3) Liermann. Ueber die Behandlung von Knochenbrüchen und schweren Erkrankungen der unteren Extremität im Umhergehn vermittels einer Extensionschiene. *Deutsche med. Woch.*, 10 août 1893.

W. Liermann. *Berlin. klin. Woch.*, 20 mai 1895.

1893 un mémoire sur la méthode ambulatoire. Il reproche aux appareils de marche de ne pas maintenir la fracture réduite jusqu'à dessiccation. C'est là, à son avis, la difficulté de la méthode. Il décrit un appareil qui permet de faire de l'extension régulièrement.

Dans un second mémoire, en 1895, Liermann affirme que les bandes amidonnées bien serrées autour du membre dans le but de maintenir les attelles offrent autant de fixité que l'appareil de Korsch. Il n'a constaté chez ses malades d'affaissement du membre ni pendant la marche ni pendant la station.

Bardeleben (de Berlin) (1) donne en 1894, au Congrès de chirurgie, les résultats qu'il a obtenus par les appareils ambulatoires.

Le P^r^ Garré (de Tübingen) (2) publie en 1894 une statistique de 80 cas et met en relief les avantages de l'appareil de Bruns.

Albers (de Berlin) (3) fait en 1894 une publication où il décrit l'appareil qu'il applique dans le service de Bardeleben. A son avis, on doit appliquer l'appareil le plus tôt possible après le traumatisme, excepté dans les cas où la question d'amputation se pose.

Porembski (4) en 1894 fait l'historique de la question,

(1) Bardeleben. Ueber frühzeitige Bewegung gebrochener Glieder, mit besonderer Rucksicht auf die untere Extremität. *Archiv für klin. Chirurgie*, Bd. 48, 1894.

(2) Garré. Ueber die Bruns'sche Gehschiene. *Berlin. klin. Woch.*, 21 mai 1894.

(3) Albers. Ueber Gehverbande bei Brüchen der unteren Gliedmassen. *Archiv für klin. Chirurgie*, Bd. XLVIII, p. 287.

(4) Porembski. Traitement ambulatoire des fractures des extrémités inférieures. *Semaine médicale*, 17 novembre 1894, p. 528.

et, comme Garré, expose les avantages de l'appareil de Bruns.

Landerer (de Stuttgard) (1) expose dans son mémoire de 1894 les moyens d'éviter les complications dans le traitement des fractures : 1° le traitement de toutes les fractures par l'extension (méthode de Bardenhauer) ; 2° l'emploi du massage précoce et de la gymnastique dans les fractures (préconisé pour la première fois par Landerer à la Société de médecine de Leipzig, le 28 mai 1890) ; 3° le traitement ambulatoire. Il croit que le massage et la gymnastique précoce sont le traitement de choix pour les fractures, excepté chez les vieillards et les alcooliques.

Bumm (de Vienne) (2) a fait en 1895 une étude sur le traitement des fractures ; il montre les inconvénients de l'immobilisation au lit, et les avantages des méthodes nouvelles, ayant pour principe la mobilisation.

En Angleterre, Lunn (3), Pendleton (4) et Bradford (5) ont appliqué la méthode ambulatoire.

En 1895, Lunn met une attelle plâtrée qui permet au

---

(1) Landerer. Ueber neuere Methoden der Fracturen behandlung. *Münch. med. Woch.*, 1894, p. 1005.

(2) Bumm. Ueber mobilisirende Behandlung von Knochenbrüchen, *Wiener klinik*, janvier 1895.

(3) Lunn. Some remarks on the treatment of fractures. *British med. Journal*, 1895, p. 1378.

(4) Pendleton. The ambulatory treatment of fractures involving the bones of the legs. *Charlotte* [*U. S.*] *M. J.*, 1900, XVI, 577-579.

(5) Bradford. Du traitement ambulatoire des fractures chez les enfants. *Annals of Surgery*, octobre 1896 (Analysé dans la *Revue orthopédique*, 1897).

malade de marcher une ou deux semaines après le traumatisme.

Bradford, en 1895, prône l'application du traitement ambulatoire, surtout chez les enfants, et accorde le mérite de ce traitement à Thomas. Il se sert, au Children's Hospital, d'une attelle de Thomas modifiée, combinée avec des bandages plâtrés, et il en est très satisfait.

Comme on le voit, en Angleterre, en Russie et surtout en Allemagne, la question du traitement ambulatoire des traumatismes du membre inférieur était à l'étude et avait donné des résultats.

Jusqu'ici, en France, aucune mention n'était faite de cette méthode nouvelle, lorsque Lapeyre (de Fontainebleau) (1), ayant lu des travaux allemands sur ce sujet, eut l'intention d'appliquer le traitement ambulatoire. M. le Pr Le Dentu voulut bien l'autoriser à traiter ainsi une fracture de jambe de son service, toutefois en exposant au malade les inconvénients possibles de la méthode, et le fait qu'elle était nouvelle. Le succès qu'a obtenu Lapeyre l'a décidé à faire de ce sujet l'objet de sa thèse inaugurale.

Dans cette thèse l'historique des auteurs qui l'ont précédé est fait d'une façon complète, et les diverses méthodes y sont exposées très clairement. Lapeyre a donc le mérite d'avoir été premier en France à faire connaître le traitement ambulatoire et à l'appliquer avec succès.

---

(1) LAPEYRE. Du traitement des fractures de jambe sans immobilisation au lit. *Thèse*, Paris, 1894.

Cestan (1) qui était alors interne dans le service du Pr Le Dentu a pu voir les bons résultats obtenus et lire le mémoire de Lapeyre. Trois ans après, en 1897, il a publié une revue générale dans la *Gazette des Hôpitaux* ; il a appliqué la méthode pour 4 cas, dans le service de Reclus (2). Ce dernier a présenté ces quatre malades dans différentes séances de la Société de chirurgie de Paris, en 1897.

Vidaud de Pomerait (3) a fait sa thèse inaugurale sur ce sujet, et reproduit dans ce travail les observations présentées par Reclus à la Société de chirurgie.

Le traitement ambulatoire a été également appliqué à Bordeaux par Vitrac Junior (4) qui avait observé les cas de Cestan.

Fourcaud (5) dans sa thèse de Bordeaux, 1897, a reproduit les observations de Vitrac.

Cestan a introduit dans le service du Pr Jeannel (de Toulouse) la méthode ambulatoire.

M. le Pr Folet (de Lille) (6) a fait paraître en 1898 dans l'*Écho médical du Nord* deux articles sur le traite-

---

(1) Cestan. Le traitement des fractures du membre inférieur par les appareils dits « ambulatoires ». *Gazette des hôp.*, 24 avril 1897.

(2) Reclus. *Société de chirurgie de Paris*, 1897, 226, 296, 569, 672.

(3) Vidaud de Pomerait. Traitement des fractures simples de jambe par la méthode ambulatoire. *Thèse*, Paris, 1897.

(4) Vitrac Junior. *Presse médicale*, 23 février 1898 et *Journal de méd. de Bordeaux*, 26 septembre 1897.

(5) Fourcaud. Appareils de marche dans les impotences du membre inférieur. *Thèse*, Bordeaux, 1897.

(6) Folet. Appareil ambulatoire pour fracture de jambe. *Écho médical du Nord*, 1898, p. 14.

Folet. La déambulation des fractures de jambe. *Id.*, p. 282.

ment des fractures de jambe par les appareils de marche. Dans son premier article, il signale sept observations suivies de succès. Dans un second article il produit deux nouvelles observations, et il signale 3 cas de Bombard (de Solesmes) et 1 cas de Dransart (de Pont-de-la-Deule).

En 1900, Moulonguet (d'Amiens) (1) a présenté à la Société de médecine d'Amiens deux malades atteints de fractures du tiers inférieur des deux os de la jambe à qui il avait placé des appareils ambulatoires. Au premier malade il appliqua l'appareil 14 jours après l'accident; le malade marcha le lendemain. Dans le second cas l'appareil fut appliqué 9 jours après l'accident ; le malade marcha le surlendemain.

Nous savons également que cette méthode a été appliquée par le Dr Engelbach (du Havre) et, nous avons pu, pendant que nous étions son interne, voir les bons résultats obtenus.

Paul Roy (2) a fait à ce sujet, en 1900, une revue dans le *Concours médical*.

Le Dr Robert Sorel, chirurgien de l'hôpital Pasteur, du Havre, et L. Le Nouène (3), interne du service, ont fait une première publication en mai 1901 dans les *Archives provinciales de chirurgie*. Dans cette étude très

---

(1) Moulonguet. Appareil ambulatoire dans les fractures de jambe. *Gazette médicale de Picardie*. Amiens, 1900.

(2) Roy (Paul). Du traitement ambulatoire des fractures. *Concours médical*. Paris, 1900.

(3) R. Sorel et L. Le Nouène. Traitement ambulatoire des fractures de jambe. *Archives provinciales de chirurgie*, mai 1901, p. 275-292.

complète, ils ont décrit leur appareil pour fracture de jambe et exposé ensuite comment se font l'extension et la contre-extension. Ils reconnaissent les avantages du traitement.

Au *XIV<sup>e</sup> Congrès français de chirurgie de Paris,* en 1901, M. Sorel (1) reprit la question, montrant que, dans son service de l'hôpital Pasteur, il applique systématiquement la méthode ambulatoire. Après avoir émis quelques considérations sur les appareils, il conclut que le traitement ambulatoire des fractures de jambe et de cuisse est la méthode de choix.

Dans les *Archives provinciales de chirurgie* d'avril 1902, il décrit la tige tutrice dont il se sert pour le traitement des fractures de cuisse et des résections du genou.

Au *Congrès belge de chirurgie,* M. Sorel est revenu sur le sujet, et il mentionne 59 cas de fractures de jambe et 5 cas de fractures de cuisse traités par des appareils de marche.

Le Dr Bougon (de Boissey-le-Chatel) (2) après lecture de l'article de MM. Sorel et Le Nouène, a appliqué le traitement ambulatoire dans deux cas qu'il a publiés dans la *Revue Médicale de Normandie.*

---

(1) R. Sorel. *XIV[e] Congrès français de chirurgie.* Traitement ambulatoire des fractures de jambe et de cuisse. Paris, 1901, p. 918-920.

R. Sorel. Tige pour le traitement ambulatoire des fractures et des opérations pratiquées sur le fémur. *Archives provinciales de chirurgie,* avril 1902, p. 229.

R. Sorel. *Journal de chirurgie* et *Annales de la Société belge de chirurgie,* 1902, n[os] 7 et 8 ; *Congrès belge de chirurgie,* p. 90.

(2) Bougon. Deux cas de fracture de jambe traités par la méthode ambulatoire. *Revue méd. de Normandie,* 25 novembre 1902, n° 22, p. 457.

## CHAPITRE II

### Revue des diverses méthodes du traitement des fractures.

Nous venons de le voir, nombreuses ont été les tentatives de traitement des fractures par des appareils permettant la marche. Nous allons dans ce chapitre passer en revue les méthodes qui ont précédé la méthode ambulatoire, montrant par quelles étapes les chirurgiens ont dû passer pour y arriver ; dans le chapitre suivant nous traiterons des avantages de la méthode ambulatoire.

1° *Immobilisation.* — « Le traitement des fractures, dit Corlieu (1) dans son ouvrage : Centenaire de la Faculté de médecine de Paris, 1794-1894, le traitement des fractures subit des modifications. Destinés à maintenir les fragments dans un rapport aussi complet que possible, les appareils ont pour but de s'opposer aux déplacements, d'agir par une pression méthodique pour maintenir les os dans leur position normale et les immobiliser. Pour les fractures

---

(1) A. Corlieu. Centenaire de la Faculté de médecine de Paris, 1794-1894 (Paris, 1896, p. 493).

des os longs, on se servait d'attelles et de coussins. L'appareil de Scultet (dont le véritable nom est Schultze, né à Ulm, et qui exerça de 1625 à 1645) était le plus souvent utilisé pour les fractures des os du bras, de la jambe ou de la cuisse. On le perfectionna. Pour les fractures du membre inférieur, Desault, Boyer, Velpeau, Jobert, etc., firent l'extension continue, et le nombre d'appareils est considérable. Chaque chirurgien apporte des modifications en vue d'éviter le raccourcissement du membre et les plaies du talon. Les gouttières en bois, en fer-blanc, employées autrefois par Paré et par d'autres chirurgiens ont été remplacées par des gouttières en fil de fer, ou gouttières métalliques, convenablement matelassées et qui s'appliquent également dans les fractures du membre supérieur et du membre inférieur. »

Nous ne décrirons pas ici tous les appareils qui ont été faits pour le rétablissement de la forme anatomique du membre et qui avaient pour principes l'immobilisation et l'extension continue. Il est incontestable que l'appareil de Scultet, l'appareil de Dupuytren, la gouttière de Maisonneuve, la gouttière d'Hennequin, pour fracture de jambe, l'appareil de Tillaux, celui d'Hennequin pour fracture de cuisse, et tant d'autres appareils à immobilisation ont donné d'excellents résultats au point de vue de la guérison osseuse, et certes parfaite serait cette méthode, si là devait se borner le but à atteindre dans le traitement d'une fracture quelconque.

La solution de continuité d'un os s'accompagne toujours de lésions intéressant les organes voisins : muscles, tendons, synoviales, gaines tendineuses. Si, à la suite du traumatisme, on fait de l'immobilisation, tous ces tissus lésés mettront un temps très considérable à recouvrer leur fonction première, et l'immobilisation non seulement ne favorise pas la reconstitution des tissus mais encore amène constamment de l'atrophie musculaire, l'induration des ligaments et des tendons, la tuméfaction des synoviales, et, consécutivement, des raideurs articulaires pouvant aller jusqu'à l'ankylose complète.

Reyher (1) a montré par des expériences très concluantes les désordres causés par l'immobilisation. Il a immobilisé dans des appareils plâtrés le membre postérieur des chiens dans des positions différentes d'extension et de flexion. Reyher a constaté que les premiers organes lésés sont les muscles, qui ont une atrophie notable au bout de 23 jours. L'articulation est touchée ensuite, on observe le raccourcissement des ligaments ; le raccourcissement de la capsule est encore plus marqué que celui des ligaments. Reyher a constaté ces lésions au bout de 62 jours d'immobilisation dans le plâtre. Enfin l'os lui-même est frappé d'altération, il subit des déformations au niveau des points où il n'a plus de pression à supporter ; cette déformation de l'os, accompagnée de production de saillies osseuses recouvertes de cartilage, est manifeste, au bout de 127 jours, d'après Reyher.

Reyher a fait d'autres études expérimentales, qui

---

(1) *Deutsche Zeitschrift für Chirurgie*, III, nos 3 et 4, p. 189-225, 10 novembre 1873.

consistaient à plâtrer un membre pendant un certain nombre de jours, puis à enlever l'appareil et à faire exécuter des mouvements aux articulations qui avaient été immobilisées. L'examen consécutif des articulations a montré à Reyher l'exactitude de la théorie de Volkmann sur la production d'épanchements dans les articulations soumises à une immobilisation prolongée. Volkmann pense que le raccourcissement de la capsule et des ligaments restreint le champ des mouvements que doit produire l'articulation et que les mouvements, même peu étendus, produisent une véritable entorse de l'articulation et consécutivement un épanchement articulaire d'origine inflammatoire.

Reyher, après ablation de l'appareil immobilisateur au bout de 3o jours, a constaté que les mouvements produisaient une sécrétion de synovie plus considérable que normalement. Après 133 jours d'immobilisation, les mouvements ont accasionné l'injection des franges synoviales et le gonflement des ligaments.

Reyher conclut que l'immobilisation d'une articulation, pendant un temps prolongé, conduit à la dégénérescence fibreuse des cartilages articulaires, dégénérescence localisée aux points où les cartilages ne sont plus en contact les uns avec les autres. Il conclut aussi que l'immobilisation frappe bien plus les articulations que les autres organes, os et muscles.

Les mouvements de l'immobilisation avaient été reconnus depuis longtemps cliniquement, à la suite du traitement des fractures principalement, et les efforts des chirurgiens se sont portés à trouver un traitement qui supprime les troubles suivant la consolidation en donnant à chaque organe sa fonction.

2° ***Massage et mobilisation.*** — Lucas Championnière (1) a créé une nouvelle méthode de traitement des fractures. Il y avait déjà longtemps qu'il appliquait à ce traitement le massage, et nombreuses avaient été ses communications sur ce sujet quand, en 1895, parut son livre : Traitement des fractures par le massage et la mobilisation (2). Il mentionne Bizet (3) qui 20 ans avant s'était servi du massage dans le cas de fractures accompagnées d'épanchement sanguin ; il cite aussi l'article de Bourguet (d'Aix) (4) sur le traitement des fractures de l'extrémité inférieure du radius. Il montre que les chirurgiens allemands se sont beaucoup occupés d'appareils, mais qu'ils

---

(1) Lucas Championnière. Discussion sur l'immobilisation et la mobilisation des articulations malades. *Société de chirurgie*, 12 novembre 1879.

Lucas Championnière. Sur les fractures articulaires. *Société de chirurgie*, 14 et 21 avril 1880.

Lucas Championnière. Traitement des fractures du radius et du péroné par le massage. Traitement des fractures para-articulaires simples et compliquées de plaie sans immobilisation. Mobilisation et massage. *Société de chirurgie*, 30 juin, 21 juillet et 4 août 1886.

Lucas Championnière. Traitement de certaines fractures par le massage. *Journal de médecine et de chirurgie pratiques*, septembre 1886.

Lucas Championnière. Le massage et la mobilisation dans le traitement des fractures, théorique et pratique, indications, applications à la plupart des fractures. *Journal de médecine et de chirurgie pratiques*, décembre 1889.

(2) Lucas Championnière. Traitement des fractures par le massage et la mobilisation, 1895.

(3) Bizet. *Recueil des mémoires de médecine, chirurgie et pharmacie militaires*. Paris, 1866.

(4) Bourguet. Traitement des fractures de l'extrémité inférieure du radius. *Bulletin général de thérapeutique méd. et chir.* Paris, 1873.

n'ont pas utilisé le massage avant lui. Il cite l'ouvrage de A. Hoffa (de Wurzburg) (1) qui parle de massage mais qui ne l'applique pas pour les fractures.

L. Championnière expose d'abord les préceptes anciens du traitement du massage, il énumère les prétendus avantages de l'immobilisation, qu'il critique point par point, et il dit qu'on doit « considérer que *pour un membre qui a subi un traumatisme, la condition la plus fâcheuse, c'est l'immobilité,* que pour le retour des fonctions d'un membre qui a subi un traumatisme, la condition de réparation la plus fâcheuse, c'est l'immobilisation.

« Comment concevoir, du reste, qu'il puisse en être autrement, quand on songe aux désordres que cause dans les muscles, dans les articulations, et dans les ligaments, une immobilisation prolongée ? Déjà 24 à 48 heures de repos d'un groupe ou de plusieurs groupes musculaires apportent une raideur, une tendance à la douleur dans les contractions des muscles les plus sains. Que sera-ce donc dans les muscles qui sont pleins d'épanchements sanguins, dans les articulations qui sont le siège de suffusions séreuses ou séro-sanguinolentes, dans le tissu cellulaire qui se tuméfie. »

L'auteur s'attache surtout à montrer que « le fonctionnement d'un membre n'est pas lié à son retour à la forme normale, d'une façon aussi absolue qu'on l'affirme sans cesse... Le retour du membre au maximum possible de souplesse articulaire, au maximum possible de puissance

---

(4) Albert Hoffa. Technic der massage.

musculaire est cent fois plus intéressant que la forme exacte du squelette ; tous les jours nous voyons des déviations osseuses importantes qui ne gênent en rien les fonctions. Sans doute il serait ridicule de les rechercher, mais il est bien plus ridicule encore de sacrifier à une rectitude inutile des conditions bien plus essentielles du retour à la fonction ».

Lucas Championnière donne ensuite dans un autre chapitre les principes nouveaux de thérapeutique des fractures. Il nous dit que le mouvement est nécessaire à la réparation des foyers de fractures. « Dans toutes les régions, même dans celles où l'os est naturellement mobile, on doit reconnaître les bienfaits du massage et de la mobilisation... Le mouvement est souvent nécessaire en dehors de toute fonction du membre... Le mouvement est utile dès le début du traitement... Le massage est le moyen fondamental du traitement des fractures. »

Il expose ensuite les diverses actions du massage : disparition de la douleur, puis diminution de volume du membre, assouplissement ; l'ecchymose disparaît plus rapidement, la résorption du sang se faisant beaucoup plus vite ; la peau, avant le massage rugueuse et raide, « redevient souple, sa sensibilité renaît parfaite, et l'on peut affirmer que ses fonctions si importantes se font dans d'excellentes conditions ». On constate que le retour de l'activité vitale du membre est satisfaisant.

M. le Pr Castex, de Rennes (1), a fait des études expérimentales sur les résultats obtenus par le massage. Il a

(1) *Journal de méd. et de chir. pratiques*, 1892, art. 15062, p. 181.

procédé comparativement, en faisant symétriquement des contusions, égales autant que possible, sur les chiens. Les résultats ont fait constater que le massage diminuait rapidement les extravasations et empêchaient l'amyotrophie. Pour donner plus encore de certitude aux résultats ainsi obtenus, M. le Pr Castex a fait des autopsies d'animaux, ou peu de temps après le traumatisme, ou un temps plus long, — plusieurs mois, — après. Dans le premier cas, il a constaté après le massage la disparition de l'œdème et des épanchements sanguins ; — dans le second, l'étude des muscles, faite au microscope, donnait, après le massage, une structure à peu près normale ; l'étude du muscle non massé faisait voir une sclérose diffuse avec hémorragie interstitielle et d'autres lésions intéressant les nerfs et les vaisseaux. M. le Pr Castex a montré que l'action du massage était d'éliminer rapidement des tissus les matériaux nuisibles produits par le traumatisme et d'empêcher ainsi le processus de sclérose consécutif à leur présence.

Lucas Championnière applique systématiquement aux fractures le traitement par le massage et la mobilisation. Il a obtenu de très bons résultats, en traitant des fractures du radius, des fractures juxta-épiphysaires du membre supérieur ; — des fractures où un second os servait d'attelle pour limiter le déplacement. Un peu devancé par Metzger et Tilanus (d'Amsterdam) (1) dans le traitement des fractures de la rotule par le massage, Lucas Championnière a fait de sa méthode une méthode

---

(1) Tilanus. *Congrès français de chirurgie*, 1885.

aujourd'hui très répandue. Parmi les chirurgiens qui ont le plus contribué à propager ce mode de traitement nous devons citer aussi M. Georges Berne (de Paris) (1) (Conférence faite en 1884 dans le service de Huchard, à Paris), et Guermonprez (de Lille) qui a appliqué le massage et la mobilisation et dont les résultats ont donné lieu à plusieurs travaux (2).

Sans donner ici des détails sur la technique du massage, même pris en général, nous nous contenterons de donner la classification des périodes qu'il comprend dans le traitement d'une fracture quelconque d'après Championnière.

« 1° Mouvements d'exploration ;

« 2° Mouvements et pratique du massage proprement dit ;

« 3° Mouvements provoqués dans les articulations voisines et comprises dans la fracture, et même dans certaines articulations éloignées. »

Le massage et la mobilisation dans le traitement des fractures sont aujourd'hui très répandus, et les résultats obtenus sont très en faveur de la méthode de Championnière ; il est manifestement reconnu que nombre de fractures ne nécessitent nullement d'appareils, et que, dans bien des cas, le massage suffit.

---

(1) Georges Berne. Conférence, 1885.

Georges Berne. *Revue générale de clinique et de thérap.*, 30 juin 1887.

Georges Berne. Traitement massothérapique des fractures du péroné. *Revue de thérap. médico-chirurgicale*. Paris, 15 janvier 1897.

(2) Platel. Une méthode de traitement des fractures. *Thèse*, Lille, 1900.

Douvrin. Sur le traitement des fractures par le massage et la mobilisation. *Thèse*, Paris, 1898.

Les contre-indications du massage, autrefois bien nombreuses, semblent se restreindre de plus en plus : « Toute effraction de la peau, disait Rafin (1), constitue une contre-indication formelle au traitement primitif par le massage. » Georges Berne (2) donne comme contre-indications: « une plaie au niveau de la fracture, la crainte d'une embolie chez un sujet entré en convalescence après phlébite, des dilatations variqueuses excessives, des phlyctènes.» Ni Championnière, ni Guermonprez n'exigent d'une façon aussi absolue l'intégrité de la peau : « Nous avons eu maintes fois personnellement occasion de protéger les excoriations et même les plaies pénétrantes contre les infections que redoute M. Rafin. C'est avec les précautions voulues que nous avons ensuite pratiqué le massage, sans tenir autrement compte des portes ouvertes à l'infection. Nos résultats ont été tout aussi satisfaisants que pour les malades dont la peau était tout à fait indemne. Jamais nous n'avons eu l'occasion d'observer d'accidents, ni locaux, ni généraux imputables à une infection effectuée par le massage ; il est vrai que nous nous sommes toujours servi de pommade antiseptique » (Douvrain, Sur le traitement des fractures par le massage et la mobilisation, *Thèse,* Paris, 1898, p. 26).

Les différentes contre-indications du massage seraient

---

(1) RAFIN. Étude clinique sur le massage appliqué au traitement des fractures juxta-articulaires. *Thèse*, Lyon, 1888.

(2) G. BERNE. Traitement massothérapique des fractures du péroné. *Revue de thérapeutique méd. et chirurg.* Paris, 15 janvier 1897, p. 37.

donc la trop grande mobilité des fragments et les fractures compliquées graves ; la crainte d'une embolie consécutive à une phlébite ; certaines dermatites ; les infections soit sous-cutanées, soit intradermiques ; les néoplasmes, qui sont une contre-indication absolue, et les fractures spontanées. Nous voyons donc que peu nombreuses sont les fractures qui ne pourraient être traitées par le massage : « le massage n'est plus un procédé d'exception ; peu et prou, il est applicable à la plupart des fractures ; il tend à devenir une méthode générale (1). »

Le massage est applicable à la plupart des fractures, mais ce n'est pas dire qu'il soit toujours la méthode de choix. Si nous considérons le cas particulier des fractures du membre inférieur, nous pourrons objecter que le massage ne retire pas au malade le séjour forcé au lit ; qu'ainsi tous les muscles du corps sont réduits à un fonctionnement très imparfait. Pour ce qui concerne le membre traumatisé, le massage ne le met pas à l'abri d'une immobilisation relative, et certes en ce cas n'est pas vérifié le principe même du massage ; d'après Championnière, « le mouvement, c'est la vie ». Que le traumatisme porte sur les os de la jambe ou sur le fémur, le séjour au lit supprime les fonctions du membre malade et même celles du membre sain ; dans certains cas de fractures de jambe traitées par le massage, on a observé de l'atrophie musculaire non seulement du côté

(1) Forgue et Reclus. Traité de thérapeutique chirurgicale, 2e édition. Paris, 1898.

du membre traumatisé, mais même sur le membre qui avait été à l'abri du traumatisme ; il est certain qu'en ces cas l'immobilisation avait mis le malade dans des conditions défectueuses. Il semble donc que, si le massage peut être considéré comme la méthode de choix dans les fractures en général, pour celles du membre inférieur il ne paraît pas devoir être considéré comme le traitement présentant le plus d'avantages, et précisément la méthode ambulatoire, en rapprochant le plus le malade des conditions physiologiques, lui permet de réparer son membre fracturé avec le minimum de troubles fonctionnels.

3° *Méthode sanglante.* — Si Lucas Championnière, Guermonprez, et d'autres, ayant en vue surtout le rétablissement de la fonction du membre ont montré par les résultats que le massage et la mobilisation devaient être les principes du traitement des fractures, d'autres chirurgiens ont compris le problème différemment, et, comme les partisans de l'immobilisation, ils se sont ingéniés à atteindre au maximun la *restitutio ad integrum* du foyer de fracture, à redonner à l'os autant qu'il est possible sa forme première. Pour atteindre ce but, ils ont rapproché les fragments par des moyens divers.

Malgaigne (1) est le premier, en 1837, qui eut l'idée de fixer les fragments dans les fractures de la rotule, à l'aide de griffes à pointes métalliques.

En 1840, Baudens s'est servi de la suture osseuse

(1) Malgaigne. Traité des fractures et des luxations, paru de 1847 à 1851.

pour immobiliser les fragments dans une fracture compliquée du maxillaire inférieur (1).

Plus tard Dieffenbach traita certaines pseudarthroses en enfonçant dans les fragments des fiches transversales. Langenbeck utilisa des vis qui fixaient les fragments les uns aux autres.

« Une ère nouvelle, dit Rothschild (2), fut inaugurée ici aussi par la découverte de Lister. Après qu'il eut montré que le corps étranger ne provoque pas la suppuration par lui-même, mais par les microbes qui lui sont adhérents, et que par conséquent un corps étranger stérile ne doit pas empêcher le processus de guérison, il résolut, et v. Langenbeck fit de même, de suturer les fractures de la rotule au fil d'argent et de laisser ceux-ci dans les tissus. Cette proposition reçut son double emploi pratique par Lister lui-même en 1877. C'est donc à lui et à von Langenbeck qu'on doit le service d'avoir ouvert à la chirurgie des voies entièrement nouvelles par l'emploi de fils métalliques perdus. La réunion des fragments à fils métalliques perdus fut employée presque en même temps dans les fractures de l'olécrâne, mais cependant son emploi ne se généralisa pas aux fractures avec forte diastase des fragments.

« En 1878, c'est-à-dire à peu près en même temps que Lister suturait pour la première fois une fracture de rotule, Heine d'Erlangen imagina une méthode opéra-

(1) Baudens. *Gazette des hôp.*, 1840, p. 249.

(2) Rothschild. Communication au *Congrès belge de chirurgie*, septembre 1902, *Journal de chirurgie* et *Annales de la Société belge de chirurgie*, 1902, nos 7 et 8, p. 77.

toire qui atteignait le même but par une autre voie. Il s'agissait de la formation d'un séquestre du cubitus par suite d'un traumatisme. Après l'enlèvement d'un séquestre long de 3 centimètres, la continuité du cubitus était interrompue, et Heine remit les fragments en contact en y insérant un morceau d'ivoire.

« Presque aussitôt suivaient les publications de Socin et de Volkmann qui avaient employé avec de bons résultats la méthode nouvellement préconisée dans les pseudarthroses.

« Bircher eut le premier l'heureuse idée d'employer aussi un crayon d'ivoire dans le traitement des fractures fraîches, dans lesquelles les méthodes ordinaires ne pouvaient pas servir et il créa ainsi une méthode qui rivalisa les années suivantes avec le procédé Lister-Langenbeck. »

Peu à peu, la méthode sanglante dans le traitement des fractures s'est répandue grâce à l'antisepsie et l'asepsie ; les chirurgiens avaient à leur disposition trois procédés :

*a)* Le crayon d'ivoire; on introduisait le crayon d'ivoire dans la cavité médullaire des fragments : il était destiné à les maintenir le plus près possible l'un de l'autre, Rothschild en a bien montré les difficultés d'application, le peu d'avantage et les inconvénients.

*b)* La plaque d'aluminium ; ce mode de traitement consiste à visser sur les fragments des plaques d'aluminium. Il a été prôné par Quénu et défendu par Pean, Redard, Thiriar, Schwartz, Ollier.

*c)* La suture osseuse. Les deux premiers procédés

comptent aujourd'hui, comparativement à la suture osseuse, peu de partisans. Le principe du traitement est toujours le même, mais il semble que le dernier moyen d'union des fragments ait donné des résultats relativement meilleurs, car la suture osseuse est aujourd'hui bien plus vulgarisée que l'application du crayon d'ivoire ou de la plaque d'aluminium.

Le Pr Pfeil Schneider (de Schönebeck) (1) a émis, sur la suture osseuse, au XVe Congrès de chirurgie allemand, des considérations qui devaient trouver des contradicteurs, Wagner, Bergmann, et d'autres. En 1892, il présente au XXIe Congrès de la *Société allemande de chirurgie* plusieurs sujets auxquels il a pratiqué la suture osseuse immédiate pour fractures fermées siégeant au voisinage des articulations (cinq pour des fractures de la rotule, deux pour des fractures de l'extrémité inférieure du tibia, une pour une fracture du col anatomique de l'humérus, trois fois pour des fractures du coude, et deux fois pour des fractures de l'extrémité inférieure du radius).

En 1893, Tuffier(2) fait à la *Société de chirurgie de*

---

(1) P. Schneider. *XXIe Congrès de la Société allemande de chir.*, juin 1892. Cf. *Revue de chir.*, 1892, p. 1054.

P. Schneider. *XVe Congrès de la Société allemande de chir.*, 1886.

(2) Tuffier. *Société de chir.* Paris, 1893. *C. R.*, p. 320.

Tuffier. *Presse médicale*, 10 janvier 1900. Réduction des fractures et radiographie.

Tuffier. Réduction des fractures étudiées par la radiographie. Influence des appareils sur cette réduction. *XIIIe Congrès internat. de méd.* Paris, 1900, Section Chirurgie, p. 350-352.

Tuffier. *Société de chir.* Paris, 1900, p. 363-368.

Tuffier. *Société de chir.* Paris, 1901, p. 712-722.

*Paris* une communication ; il présente deux observations de fractures comminutives récentes du coude qui ont été traitées avec succès par la méthode sanglante. Depuis cette époque, il a fait à différentes réunions nombre de communications sur ce sujet.

En 1894, Roux (de Brignolles) fils (1) signale à la *Société de chirurgie de Paris* des observations de malades guéris au moyen de la suture osseuse, et fait la discussion de la méthode. Nelaton fait un rapport sur la même question.

Au IX$^e$ Congrès français de chirurgie de Paris, en 1895, Heidenreich (de Nancy) (2), Berger (de Paris) (3), Demons (de Bordeaux) (4), Moty (5), Lejars (de Paris) (6), Adenot (de Lyon) (7), Bœckel (de Strasbourg) (8), Péan (9),

---

(1) Roux (de Brignolles) fils. Observations de malades guéris au moyen de la suture osseuse. Discussion. *Société de chir. de Paris*, 1894, p. 513-707.

Roux (de Brignolles) fils. Traitement des fractures de l'olécrâne sur la suture sous-périostée, avantages de cette méthode. *Archives provinciales de chir.*, juillet 1897, p. 450-457 et août 1897, p. 511-522.

(2) Heidenreich. De l'intervention opératoire précoce ou tardive dans les solutions de continuité des os longs (crâne et rachis excepté). *IX$^e$ Congrès français de chir.*, 1895, p. 583-600.

(3) Berger. Du traitement des fractures non compliquées de plaie par une opération. *IX$^e$ Congrès français de chir.* Paris, 1895, p. 600-618.

(4) Demons. Traitement par la suture de certaines fractures de la clavicule. *Id.*, p. 620.

(5) Moty. Intervention dans les solutions de continuité des os longs. *Id.*, p. 623-631.

(6) Lejars. Note sur la ligature des os, technique et procédés : la ligature en cadre. *Id.*, p. 631.

(7) Adenot. Suture osseuse dans les fractures de la rotule et de l'olécrâne, p. 639-645.

(8) Bœckel. De l'intervention opératoire précoce ou tardive dans les fractures fermées. *Id.*, p. 645-659.

(9) Péan. Traitement des complications précoces ou tardives dans les solutions de continuité des os. *Id.*, p. 659-666.

Villard (de Bordeaux) (1) ont émis à ce sujet des idées bien différentes.

Thierry (2) a fait plusieurs communications sur la suture osseuse. Citons celle du XIVᵉ Congrès français de chirurgie, sur le traitement des fractures simples obliques du tibia par la suture osseuse, et celle du XIIIᵉ Congrès international de médecine « De la suture osseuse comme procédé d'élection dans le traitement des fractures récentes de la diaphyse des os longs avec déplacement. »

Dujarier (3) et Portal (4) ont fait, en 1900, de la suture osseuse l'objet de leur thèse inaugurale.

Au Congrès belge de chirurgie de septembre 1902, Tuffier et Loubet (5) ont repris la question dans leur communication sur le traitement des fractures des membres. Rothschild (de Francfort-sur-Mein) (6), Lambatte (d'Anvers) (7), Hannecart (de Bruxelles) (8), Sorel

---

(1) VILLARD. Quelques cas d'intervention précoce ou tardive pour fractures. *Id.*, p. 671-680.

(2) THIERRY. Traitement des fractures simples obliques du tibia par la suture osseuse. *XIVᵉ Congrès français de chirurgie*. Paris, 1901, p. 921.

THIERRY. De la suture osseuse comme procédé d'élection dans le traitement des fractures récentes de la diaphyse des os longs avec déplacement. *XIIIᵉ Congrès internat. de méd.* Paris, 1900, Section de Chirurgie, p. 379.

(3) DUJARIER. *Thèse*, Paris, 1900.

(4) PORTAL. Contribution à l'étude du traitement de certaines variétés de fractures par la suture osseuse précoce. *Thèse*, Paris, 1900.

(5) TUFFIER et LOUBET. Traitement des fractures des membres. *Congrès belge de chir.*, *Journal de chir.* et *Annales de la Société belge de chir.*, 1902, nᵒˢ 7 et 8, p. 1-55.

(6) ROTHSCHILD. Traitement des fractures des membres. *Id.*, p. 76-89.

(7) LAMBOTTE. Discussion. *Id.*, p. 81-100.

(8) HANNECART. Traitement des fractures des membres. *Id.*, p. 56-61.

(du Havre)(1), Remy (de Paris)(2) et d'autres prirent part à cette importante discussion sur le traitement des fractures.

La radiographie et la radioscopie devaient entrer pour beaucoup dans la vulgarisation du traitement des fractures par la suture osseuse: « La découverte de Rœuntgen, dit G. Maunoury (de Chartres)(3), en permettant d'apercevoir les os à travers les parties molles, devait naturellement apporter un élément précieux à l'étude des fractures et des luxations. Aussi depuis quatre ans, ce chapitre de la chirurgie dans lequel il semblait qu'il n'y avait plus rien d'important à découvrir, est-il repris de tous les côtés, et tout porte à croire qu'il ne tardera pas à être complètement renouvelé grâce à ce merveilleux moyen d'investigation. Dès aujourd'hui, on peut dire que son emploi est devenu indispensable et que l'observation d'une fracture sans épreuve radiographique serait aussi incomplète que celle d'une tumeur dont on aurait négligé de faire l'examen histologique. »

Les résultats donnés par la radiographie devaient trouver des contestations. « Quelles que soient les opinions (d'ailleurs très diverses) émises à la *Société de chirurgie* en ce qui concerne les résultats fournis par l'examen radioscopique des fractures, il reste cependant

---

(1) Sorel. *Journal de chir.* et *Annales de la Société belge de chir.*, 1902, nos 7 et 8, p. 90.

(2) Rémy. *Id.*, p. 101.

(3) Maunoury. De la radiographie dans l'étude des fractures et des luxations. *XIIIe Congrès internat. de médecine.* Paris, 1900. Section de Chirurgie générale, p. 329.

établi que, tout en exagérant parfois certaines difformités, la silhouette n'en reste pas moins exacte, toutes proportions gardées, et, qu'en réduisant géométriquement ces proportions, on peut arriver à une approximation suffisante à l'état du foyer de fracture et du cal.

« Il faut bien l'avouer aussi, si l'examen radiographique a subi un tel assaut, c'est qu'il avait le tort de mettre en évidence les résultats parfois déplorables d'une pratique que nous avons tous pendant trop longtemps suivie (1). »

Le principe de la suture osseuse est d'opérer la réduction de la fracture le plus exactement possible. « La suture osseuse est surtout intéressante à considérer dans ses suites ; elle démontre péremptoirement que la fracture doit guérir par une *cicatrice osseuse linéaire* comme celle des autres tissus ; si les extrémités osseuses sont bien affrontées, *le cal n'existe pas,* comme le prouvent l'examen des malades et la radiographie.

« Dès lors le cal doit être considéré comme une production anormale, résultant toujours du défaut d'adaptation des fragments : il est vicieux par le seul fait qu'il existe, même s'il ne gêne pas la fonction, et bien qu'il soit encore actuellement considéré comme un processus de réparation nécessaire, il constitue l'exception après une suture bien faite ; le cal est, qu'on me pardonne l'expression, une véritable chéloïde de la cicatrice osseuse (2). »

---

(1) Thierry. De la suture osseuse comme procédé d'élection dans le traitement des fractures récentes de la diaphyse des os longs avec déplacement. *XIII[e] Congrès internat. de méd.* Section de Chirurgie, 1900, p. 379.

(2) Thierry. *XIV[e] Congrès de chir. de Paris*, p. 922.

Tuffier et Loubet ne semblent pas pourtant adopter pour toute fracture le traitement par la suture osseuse : « Les *réductions cliniques* peuvent être suffisantes et elles le sont dans le plus grand nombre des cas. Elles corrigent les déviations suivant l'axe, suivant la direction, qui sont les plus importantes, mais elles sont impuissantes à amener la coaptation suivant la longueur et l'épaisseur. Il est impossible de poser, à l'heure actuelle, des règles précises pour montrer où doit s'arrêter une réduction clinique (1). »

Les chirurgiens ont classé au point de vue des indications opératoires les fractures en deux catégories : fractures diaphysaires, fractures articulaires et épiphysaires.

« Si les fractures articulaires donnent de si mauvais résultats, c'est au défaut de coaptation exacte de leurs fragments qu'elles le doivent (2). » Il est incontestable que certaines fractures épiphysaires ou articulaires, olécrâne, rotule, donnent, par la suture osseuse, de bons résultats. Les résultats obtenus pour les fractures des malléoles ne semblent pas aussi encourageants.

Pour ce qui concerne les fractures des diaphyses et en particulier celles du fémur et des os de la jambe, l'intervention sanglante, il est vrai, supprime le cal, la plaie osseuse peut guérir, comme toute autre plaie par une cicatrice linéaire, mais, sans rejeter d'une manière absolue le traitement par la suture osseuse qui est justi-

---

(1) Tuffier et Loubet. *Loc. cit.*, p. 54.
(2) Tuffier et Loubet. *Loc. cit.*, p. 15.

ciable de certains déterminés, il nous semble que l'intervention, qui naturellement, même faite dans les meilleures conditions, comporte toujours une certaine gravité, peut être excessive dans bien des cas de fractures fermées. On est en droit de se demander si, au point de vue du bénéfice fonctionnel que le malade peut en retirer, l'intervention en pareils cas doit être admise. Tuffier et Loubet citent des cas de fracturés qui « marchent remarquablement avec de gros cals difformes (1) ». Thierry le reconnaît aussi : « Certains cals difformes sont compatibles avec un résultat fonctionnel satisfaisant. » Il semble évident qu'en ces cas il paraît inutile de faire encourir au malade une intervention qui peut n'être pas à l'abri de danger.

D'ailleurs dans les radiographies qui ont été présentées au Congrès belge de chirurgie par Tuffier et Loubet on voit un certain nombre de cas dans lesquels les fils de suture n'ont pas tenu et où cependant la réparation était bien faite, ce qui semblerait indiquer que la consolidation s'est faite malgré la suture plutôt qu'à cause de la suture. « Les exemples mêmes que nous présente M. Tuffier dans son rapport, dit le Pr Berger (2), nous montrent dans bien des cas le fil métallique cassé, ou le déplacement produit au moins partiellement, malgré la contention exercée par les sutures. »

La radiographie a montré que rarement la réduction

---

(1) Tuffier et Loubet. *Loc. cit.*, p. 21.

(2) Berger. *Congrès belge de chir.*, *Journal de chir.* et *Annales de la Société belge de chir.*, 1902, nos 7 et 8, p. 134.

était obtenue par l'application d'appareils. Mais les épreuves présentées au XIII^e Congrès international de médecine, et à la Société de Chirurgie de Paris en 1900 ont montré suffisamment qu'il n'existe pas de rapport entre la réduction et la guérison au point de vue du fonctionnement du membre.

« Pour toutes les fractures qui sont justiciables de la réduction à ciel ouvert, la précocité de l'intervention, la suture des surfaces fracturées, et la reconstitution anatomique des extrémités articulaires aussi parfaite que possible nous évitera seule les troubles fonctionnels graves qui mènent souvent l'articulation à l'ankylose, ou le membre à une impotence fonctionnelle relative (1). »

Après l'intervention, Tuffier et Loubet immobilisèrent le membre pendant 40 ou 50 jours (2). Ensuite, ils font du massage et de la mobilisation. Après la suture osseuse ils ne mettent donc pas le membre dans les conditions qui pourraient le préserver des dangereuses complications qu'ils prétendent éviter par leur intervention. En somme, nous devons considérer que la suture osseuse, telle qu'elle est comprise actuellement, pour ce qui concerne les membres inférieurs, se borne à envisager la forme anatomique du membre, et n'a nullement en vue de le mettre à l'abri des désordres causés par l'immobilisation. Cette méthode de traitement des fractures n'est nullement basée sur ce principe de Championnière : « Le retour du membre au maximum

---

(1) Tuffier et Loubet. *Loc. cit.*, p. 53.
(2) *Loc. cit.*, p. 55.

possible de puissance musculaire, au maximum possible de souplesse articulaire est cent fois plus intéressant que la forme exacte du squelette. »

Les résultats obtenus par Thierry, d'après Championnière (1), par cette méthode dans le traitement des fractures simples obliques du tibia ne semblent pas en faveur du traitement des fractures de jambe sur la suture osseuse.

« L'expérience faite par M. Thierry ne m'a pas semblé aussi heureuse qu'il l'admet.

« Il m'a remplacé l'année dernière pendant deux mois, il a fait six de ces opérations.

« Quand j'ai repris mon service, j'ai trouvé ses six opérés sans consolidation.

« Le plus heureux a mis cinq mois à obtenir assez de solidité pour s'appuyer sur sa jambe fracturée.

« Un autre n'était pas solide au bout de sept mois.

« Tous, sauf un, ont eu des fistules secondaires.

« Tout récemment encore, au bout d'un an, j'en ai revu un qui n'a aucune consolidation.

« ... Les considérations théoriques de M. Thierry sur le cal exubérant ne me touchent pas, parce que je n'en ai jamais vu aucun inconvénient, et j'ai vu qu'il me rend mes fractures solides. »

« La suture osseuse, dit le P[r] Berger, est surtout indiquée dans les cas où il existe une irréductibilité absolue, ou une impossibilité de la contention telle que le déplacement réapparaisse d'une manière persistante,

---

(1) Championnière. *XIVe Congrès français de chir.*, p. 923-924.

dès que l'on cesse les manœuvres de coaptation directe, et dans les appareils même qui sont destinés à le contenir. Dans ces conditions ou lorsqu'il existe une interposition manifeste entre les fragments, l'incision du foyer de la fracture, la mise à découvert des fragments, la suppression de l'obstacle qui s'oppose à la remise en place s'imposent (1). »

Il est des cas où la suture osseuse s'impose. Mais même dans ces cas le traitement ambulatoire après fermeture de la plaie ne peut que hâter la guérison osseuse. « Le traitement sanglant des fractures, dit M. Sorel, a des indications, on est à peu près d'accord pour les traitements des fractures de la rotule, de l'olécrâne ; j'ai fait ma première opération pour fracture juxta-articulaire de l'extrémité inférieure de l'humérus le 1er septembre 1895. Mais la méthode ambulatoire doit être également appliquée dans les cas où on aura dû faire une réduction sanglante. Quinze jours après l'opération on refait le pansement, on enlève les fils, et si la réunion est complète, il faut appliquer mon appareil ambulatoire et faire lever le malade au lieu de le laisser au lit 50 jours comme le conseille le rapporteur. Dans les cas indiqués, en procédant comme je fais, M. Tuffier obtiendrait des résultats meilleurs (2). »

---

(1) Berger. *Loc. cit.*

(2) R. Sorel. *Journal de chir.* et *Annales de la Société belge de chir.*, 1902, n[os] 7 et 8, p. 91.

## CHAPITRE III

### Avantages et résultats de la méthode ambulatoire.

*Avantages généraux.* — Les appareils ambulatoires ont pour avantage principal d'éviter le séjour au lit. Il suffit d'interroger les malades atteints de fractures de jambe ou de cuisse pour voir combien peut être pour eux pénible ce trop long repos dans le décubitus dorsal. Le malade est obligé de rester étendu sans bouger, dans son lit, la jambe étendue sur la cuisse, ce qui produit des douleurs dans le mollet ; il est obligé de prendre tous ses repas d'un façon très incommode et surtout la miction et la défécation au lit sont une nécessité fort désagréable. Ce défaut d'activité, même chez un homme vigoureux, bien portant et n'ayant d'autre lésion que sa solution de continuité osseuse est fort pénible et amène à sa suite un affaiblissement de tous les groupes musculaires inactifs, une perte ou une diminution de l'appétit et psychiquement un ennui dont doit se préoccuper un chirurgien soucieux du bien-être de ses malades. De plus le fait d'être confiné dans un appartement et surtout dans une salle d'hôpital diminue l'intensité respiratoire.

Si ces observations sont justes pour un malade atteint

de fracture de jambe ou de cuisse, à plus forte raison doit-on en tenir compte lorsqu'il s'agit d'un tuberculeux à qui l'on a pratiqué une résection du genou. Dans ce cas en effet, l'immobilisation après les errements habituels dure beaucoup plus longtemps, jusqu'à trois mois ; et en plus on a à faire à un organisme déjà débilité. Tout le monde sait aujourd'hui que le meilleur moyen de lutter contre l'envahissement bacillaire est d'assurer le repos général, l'alimentation portée à son maximum, et la respiration dans un air le plus pur possible. Or le tuberculeux immobilisé trois mois au lit dans une gouttière plâtrée a certes le repos absolu, mais il voit son appétit diminué et il respire un air confiné. Au contraire, comme nous l'avons observé dans les cas que nous rapportons, grâce à la méthode ambulatoire, nos malades vivaient au dehors, passant la journée dans le parc de l'hôpital dans des conditions d'aération très bonne ; ils évitaient l'ennui du séjour au lit, aussi avec la gaieté renaissait bientôt l'appétit. Nous avons pu constater que leur état général est toujours resté excellent, sauf dans un cas où les lésions tuberculeuses virulentes et rapides n'ont pu être conjurées par la méthode préconisée par les phtisiothérapeutes modernes (Obs. XVII).

Si nous envisageons maintenant la question au point de vue social nous trouverons encore des avantages généraux à cette méthode. Un homme atteint de fracture de jambe ou de cuisse, au lieu d'être tenu éloigné de son milieu familial et de ses occupations pendant toute la durée du traitement, peut, au contraire, vivre dans sa famille, s'occuper de ses affaires. M. Sorel a observé en ville des malades atteints de fracture de jambe, traités par la méthode ambulatoire, qui n'avaient interrompu leurs occupations que 4 ou 5 jours, à leur grande satisfaction ; il a permis à ces blessés de continuer leur travail, de surveiller leur maison de commerce, d'aller et venir dans la ville. Pour cette catégorie de malades dont les occupations ne demandent pas un déploiement de force considérable il leur a procuré non seulement un avantage moral, mais encore un avantage pécuniaire, ce qui n'est pas à dédaigner. La différence est en effet très grande à ce point de vue entre un chirurgien par exemple atteint de fracture de jambe traité au lit par l'ancienne méthode et par suite incapable pendant 40 ou 45 jours de se livrer à ses occupations professionnelles et de gagner sa vie et celui qui, traité par la méthode ambulatoire, pourra passer toute la journée dans sa maison de santé et y donner ses consultations, y faire ses opérations et y surveiller ses malades,

Dans le même ordre d'idées, nous verrons facilement les avantages de cette méthode pour les malades victimes des accidents du travail et pour ceux qui sont soignés aux frais de l'assistance médicale gratuite. Dans ces deux cas les frais de séjour à l'hôpital peuvent être diminués considérablement. Dans le service de l'hôpital Pasteur du Dr Sorel nous avons vu, alors que nous ne nous occupions pas encore de ce mémoire, des fracturés sortir du service après 7 ou 8 jours de séjour, et il s'agissait bien dans ces cas de fractures complètes des os de la jambe constatées à la radiographie. Nous nous rappelons entre autres un malade jeune parti le surlendemain de l'application de l'appareil et qui est retourné à pied chez lui, à 7 kilomètres de l'hôpital. Tous les jours il se promenait dans la campagne. Il est revenu à pied avec son appareil le 30e jour pour se le faire enlever et est retourné aussitôt après chez lui sans aucun appareil, ayant pu ainsi marcher de suite.

Nous connaissons un autre malade qui a pu malgré une fracture de jambe continuer ses occupations consistant à porter du lait d'une ferme à différents clients plus ou moins éloignés.

On pourrait ainsi multiplier les exemples. Il y a donc un intérêt considérable pour les compagnies d'assurances, ou les industriels et les maires des communes à voir diminuer par cette méthode les frais de séjour à l'hôpital et les indemnités journalières.

Si nous considérons le cas d'une mère de famille, il est incontestable qu'il y a toute espèce d'avantages à lui permettre de rentrer chez elle le plus tôt possible. Sa présence dans son ménage non seulement pour elle mais encore pour son mari et ses enfants est d'une très grande utilité.

On fait de nombreuses tentatives pour faciliter le transport des blessés militaires et nous sommes persuadés avec M. Vitrac que la chirurgie d'armée trouverait un grand profit dans le traitement ambulant.

Tous ces avantages très appréciables pour un homme bien portant le sont encore plus sans qu'il soit besoin d'insister pour les débilités, les obèses, les emphysémateux, les bronchiteux, les alcooliques et les vieillards ; souvent chez ces derniers le pronostic des fractures est souvent aggravé par des congestions pulmonaires hypostatiques.

*Avantages locaux.* — Il est incontestable que si les bénéfices cités plus haut devaient être rachetés par des inconvénients locaux il y aurait lieu d'hésiter à appliquer la méthode, mais les nombreuses observations publiées montrent : 1° que les malades ainsi traités ont une réunion osseuse solide obtenue dans un délai plus court qu'avec les autres méthodes, sauf celle du massage et et de la mobilisation qui donne le même résultat mais en forçant le malade à rester alité ; 2° le résultat obtenu est immédiatement meilleur.

Les appareils ambulatoires permettent au membre malade de reprendre très promptement toutes ses fonctions surtout si on a soin, comme avec les appareils du Dr Sorel, de laisser libre toutes les articulations. Effectivement non seulement pendant la marche la circulation du membre est activée, la nutrition par suite maintenue dans de bonnes conditions, les muscles entrent en fonction et évitent leur raideur, les tendons se meuvent dans leurs gaines et les articulations ont comme normalement toute l'amplitude de leur mouvement. On permet donc ainsi la réunion osseuse, mais on traite en même temps ou plutôt on prévoit les lésions produites par le traumatisme dans toutes les parties molles du membre. Pendant le traitement nous voyons disparaître les douleurs de jambe, même au niveau du cal de fracture, les soubresauts des tendons et l'œdème des parties molles. Lorsque le 30° jour on enlève l'appareil on ne constate aucune raideur articulaire, musculaire et tendineuse, on ne trouve qu'une consolidation osseuse solide ; dans les 59 cas présentés au Congrès belge de chirurgie par M. Sorel, 2 fois seulement on a dû réappliquer l'appareil pour prolonger le traitement. Les cas où la consolidation n'était pas complète après un premier appareil étaient assez fréquents dans son service lorsqu'on appliquait la méthode de l'immobilisation, ce qui tient peut-être aux mauvaises conditions hygiéniques dans lesquelles vivent les ouvriers du Havre et aussi à l'alcoolisme si répandu que notre ville tient la tête en consommation d'alcool d'après les statistiques officielles. Nous avons constaté une atrophie musculaire ou nulle ou très peu marquée et la plupart de nos malades se mettaient à marcher aussitôt après l'ablation de l'appareil. Quelques-uns cependant ont eu les premiers soirs un peu d'œdème du pied qui a rapidement disparu.

Les avantages de cette méthode sont appuyés sur un très grand nombre d'observations prises surtout à l'étranger, car la méthode ambulatoire ne semble pas se généraliser en France. Nous allons résumer dans le tableau suivant les cas relevés dans les auteurs cités par nous dans notre historique.

| | | |
|---|---|---|
| Hessing. . . | 1 | cas fracture de cuisse. |
| Reyher.. . . | 20 | cas fractures de jambe et de cuisse. |
| Heusner. . . | 31 | cas fractures de cuisse. |
| Krause.. . . | 98 | cas différents. |
| Bruns. . . . | 3 | fractures de jambe. |
| | 3 | — de la partie moyenne de la cuisse. |
| | 1 | — du col du fémur. |
| | 3 | — compliquées de jambe. |
| | 1 | pseudarthrose de la cuisse. |

| | |
|---|---|
| Bruns. . . . | 4 cas de résection et d'arthrotomie du genou. |
| | 4 cas d'ostéotomie unilatérale. |
| | 3 cas d'ostéotomie double pour genu valgum. |
| | 1 cas de pseudarthrose opérée. |
| Bardeleben. . | 34 fractures des malléoles, dont 23 doubles, 1 compliquée. |
| | 17 fractures du tiers inférieur de la jambe, dont 16 des deux os, 5 compliquées. |
| | 18 fractures de l'union du tiers moyen et du tiers inférieur de la jambe, dont 16 des 2 os, 1 compliquée. |
| | 12 fractures du milieu de la jambe, dont plusieurs en bec de flûte ; dans un cas, le tibia seul était atteint ; dans cinq, il y avait fracture ouverte, et une fois ce tibia était brisé en deux endroits. |
| | 1 fracture de jambe et de bras du même côté. |
| | 4 fractures de l'union du tiers moyen et supérieur de la jambe ; dans un cas le tibia seul était fracturé. |
| | 1 fracture du tiers inférieur de la cuisse. |
| | 1 ostéotomie de Mac Even. |
| | 2 ostéotomies de Ogston. |
| | 5 fractures de l'union du tiers moyen et du tiers inférieur, dont une ouverte. |
| | 4 fractures du tiers moyen. |
| | 5 fractures de l'union du tiers moyen et supérieur. |
| | 2 fractures juste au-dessous du petit trochanter. |
| | 2 fractures du col. |
| Garré. . . . | 80 cas différents. |
| Lapeyre. . . | 1 cas. |
| Reclus. . . . | 4 cas. |
| Moulonguet. . | 2 cas de fractures de jambe. |
| Vitrac. . . . | 5 cas. |
| Dollinger.. . | 58 cas de fractures de cuisse. |
| | 110 fractures de jambe. |
| Follet. . . . | 9 cas. |
| Bombard. . . | 3 cas. |
| Dransart. . . | 1 cas. |
| Sorel. . . . | 59 cas. |
| Bougon.. . . | 2 cas. |
| Cas personnels.. | 5 fractures de cuisse. |
| | 3 résections du genou. |
| | 10 fractures de jambe. |
| Soit en tout. . | 638 cas divers. |

On voit que cette méthode a été assez appliquée pour permettre de juger ses résultats. Elle a été utilisée par divers chirurgiens qui, dans différents mémoires, s'en sont montrés satisfaits. En Allemagne seulement nous trouvons l'application d'appareil ambulatoire pour les cas d'ostéotomie ou de résection du genou. Nos observations personnelles de résection du genou pour tumeur blanche sont les premières publiées en France.

Il semblerait donc, étant donnés ces nombreux avantages, que la méthode ambulatoire est la méthode de choix pour les fractures du membre inférieur, si toutefois on ne lui a pas fait de graves objections, c'est ce que nous allons examiner dans le chapitre suivant.

---

# CHAPITRE IV

## Objections faites à la méthode ambulatoire.

Comme toute nouvelle méthode, le traitement ambulatoire devait trouver des contradicteurs nombreux. On a fait aux appareils de marche bien des objections :

« Je ne puis, dit M. Phocas (d'Athènes), laisser passer sans protester l'idée de faire de la méthode ambulatoire une méthode générale de traitement des fractures et des opérations du membre inférieur. En ce qui concerne les fractures, des hommes autrement compétents que moi se trouvent dans cette assemblée, et sauront dire le nécessaire. Je conçois cependant que cette méthode puisse avoir des indications dans la chirurgie militaire pour faire l'évacuation des blessés, et, dans la pratique civile, dans certaines rares circonstances : vieillards que le lit menace de mort, etc.

« Quant aux opérations et en particulier aux résections du genou, je ne conçois pas qu'on puisse avoir l'idée de faire marcher un réséqué du genou. J'ai une certaine expérience de cette opération, et j'affirme que toute la difficulté consiste dans ce cas à immobiliser exactement le genou, de manière à obtenir la consolidation la plus parfaite. Ce serait à mon avis un contresens de compromettre le résultat sous prétexte d'appliquer une méthode nouvelle, qui ne peut avoir aucun avenir (1). »

Hannecart (de Bruxelles) (2) fait au Congrès belge de chirurgie de septembre 1902 les réflexions suivantes sur le traitement ambulatoire :

« Rappelons aussi, quoique nous n'en soyons pas enthousiaste, une méthode de traitement des fractures du membre inférieur dite *Traitement ambulatoire*. D'après les chirurgiens qui l'ont appliquée, elle aurait l'avantage d'accélérer la guérison en favorisant la nutrition du membre. Nous ne l'employons pas, parce qu'elle nécessite des appareils compliqués, ayant souvent provoqué des douleurs et des escarres. Nous lui reconnaissons cependant certaines indications, chez les personnes que l'on veut garder au repos, ou que l'on désire éloigner au plus vite de l'endroit où elles se trouvent tout en ne disposant pas des moyens nécessaires pour les faire transporter. »

« Un bandage plâtré, dit Frank (de Cologne) (3), qui doit rester appliqué pendant 40 jours à l'articulation du pied et du coude produit dans le tissu musculaire et les articulations des troubles qui ne peuvent être réparés ni dans des mois ni dans des années. Nous formulons le même reproche aux bandages plâtrés pour la marche qui ont été recommandés depuis quelques années pour les

---

(1) Phocas. Communication au *XIV*e *Congrès français de chirurgie*, 26 octobre 1901, p. 923.

(2) Hannecart. *Journal de chir.* et *Annales de la Société belge de chirurgie*, 1902, nos 7 et 8. *Congrès belge de chirurgie*, p. 60.

(3) Frank. *Id.*, p. 153.

extrémités inférieures ; toute une série d'inconvénients sont à opposer à l'avantage du traitement ambulant. Abstraction faite du tort de l'immobilisation des articulations, une distraction suffisante vers le bras n'est pas assurée ; pour être solide, le bandage devient lourd et insupportable. Le contrôle est impossible. La technique exige une grande habileté et ne peut pas se généraliser. »

« Chez les sujets maigres, les tubérosités tibiales, dit Hennequin dans la *Revue d'orthopédie* de janvier 1895, sont légèrement saillantes et évasées ; chez les gras, elles sont masquées par le tissu adipeux. Espérer trouver des points d'appui sur des saillies noyées dans la graisse est une illusion ; mais, même chez les maigres ces saillies n'opposent quelque résistance aux moyens de fixation que quand la constriction qui les étreint est énergique. Si les agents de fixation sont durs, la pression exercée sur la peau sera tellement forte qu'elle deviendra intolérable et dangereuse ; si on interpose une couche de ouate, le lien circulaire remontera au-dessus de l'interligne articulaire et tout l'édifice s'écroulera faute de fondation... Quel souci prend-on des fragments sous cette cuirasse fermée ? Le chevauchement se reproduira sûrement. Les téguments seront exposés à être perforés dans cette prison cellulaire où nul rayon visuel ne peut pénétrer. »

Dans le Traité de chirurgie Le Dentu et Delbet, Rieffel juge comme il suit la méthode ambulatoire :

« La méthode n'est pas pratique. Pour appliquer les appareils les plus perfectionnés, assurant la marche et la contention, il faut une grande habileté et une certaine expérience. Enfin leur cherté en interdit l'emploi dans les milieux où ils seraient particulièrement nécessaires. — Au point de vue théorique on peut faire au traitement ambulatoire de graves objections. On se fait un peu d'illusion sur la valeur du point d'appui ; les condyles du tibia me paraissent bien mal conformés à cet égard ; la compression circulaire ne peut être réelle que si elle est étroite ; une semblable constriction est funeste à la circulation en retour et à la nutrition des muscles. »

En définitive les seules objections qui ont été produites contre la méthode ambulatoire au Congrès de Paris 1901 et au Congrès de Bruxelles 1902 sont les suivantes : 1° défaut d'immobilisation des fragments, par suite retard de consolidation ; 2° défaut de point d'appui ; 3° difficulté d'applications des appareils ; 4° production d'escarres et de douleurs ; 5° défaut de surveillance de la jambe ; 6° immobilisation des articulations.

Nous allons passer en revue successivement toutes les objections.

1° *Défaut d'immobilisation des fragments.* — Nous avons montré avec soin dans notre paragraphe sur le massage et la mobilisation combien une certaine mobilité était avantageuse pour accélérer la réunion osseuse, et nous avons pleinement approuvé sur ce sujet les idées de Championnière. Les longues études publiées par cet auteur répondent victorieusement à cette objection. Incontestablement il ne faudrait pas que sous prétexte de mobilité l'on déplace entièrement les fragments. Or précisément dans nos appareils de marche ces fragments sont maintenus bien en place comme l'ont démontré les expériences de Korsch (1). Cet auteur a trépané le plâtre en divers endroits et a marqué la peau au nitrate d'argent en ces différents points. La marche du malade n'a jamais occasionné le déplacement des taches marquées sur la peau.

2° *Défaut de point d'appui.* — Les résultats obtenus suffisent à montrer que cette objection, faite par Hennequin et Rieffel, est théorique.

3° *Difficulté d'application des appareils.* — On a prétendu que la méthode ne pouvait se généraliser parce que les appareils étaient très compliqués et qu'ils nécessitaient une habileté toute spéciale. C'est là une erreur commise par ceux qui ont parlé de la méthode ambulatoire sans l'avoir vue appliquer et en tous cas les appareils du Dr Sorel pour la jambe et pour la cuisse sont d'une simplicité telle que leur application est plus facile que celle d'une gouttière plâtrée ou d'attelles plâtrées. Nous avons cité des cas de médecins à la campagne qui ont pu appliquer avec succès la méthode ambulatoire. Au début ces appareils étaient peut-être plus compliqués et les attelles métalliques d'une fabrication difficile. N'importe où, on trouvera un forgeron, un maréchal ferrant ou un ferblantier capable de faire très bien un étrier pour fracture de jambe. Dans les cas de fracture de

(1) Korsch. *Loc. cit.*

cuisse l'attelle unilatérale du Dr Sorel est d'une application si simple qu'il n'est nullement besoin d'un apprentissage pour pouvoir la mettre en place.

4° *Production d'escarres et de douleurs.* — Cette objection est toute théorique, car nous n'avons pas trouvé dans les mémoires des auteurs cités une seule complication d'escarres, et dans ses 77 cas, le Dr Sorel non seulement n'a pas vu d'escarres, mais au contraire a constaté la rapide disparition des douleurs.

5° *Défaut de surveillance de la jambe.* — Cette objection ne peut avoir de valeur qu'en cas de plaie étendue des parties molles ou lorsque le foyer de fracture a été ouvert soit par le traumatisme, soit chirurgicalement, mais nous avons vu que dans ces cas nous retardions l'application de l'appareil jusqu'au moment de la réunion vers le 15e jour. Nous pensons que les auteurs de cette objection n'ont pas voulu dire que les appareils ambulatoires empêchaient la constante surveillance de la bonne coaptation car nous savons que même sur un membre, sans aucune espèce d'appareil, il est fort difficile d'affirmer une réduction exacte, plus difficile encore si le membre est entouré d'une gouttière plâtrée; dans ces cas le seul moyen de surveillance est de faire la radiographie ou mieux la radioscopie : cette méthode de vérification sera aussi facile avec un appareil ambulatoire qu'avec n'importe quel autre appareil d'immobilisation.

6° *Immobilisation des articulations.* — Ce reproche

était mérité pour les premiers appareils de marche, et précisément notre maître du Havre s'est appliqué à fabriquer un appareil qui laisse libre toutes les articulations, celles du pied, du cou-de-pied ou du genou, qu'il s'agisse de fracture de jambe ou de fracture de cuisse. On n'immobilise l'articulation tibio-tarsienne que dans les cas de fractures graves bi-malléolaires.

M. Phocas comme nous l'avons vu s'est élevé avec beaucoup de vigueur contre la méthode ambulatoire appliquée aux résections du genou. Nous avons le regret de dire que toutes ses objections sont faites théoriquement, *a priori*. Il prétend que la difficulté est d'immobiliser le genou, sans doute pour obtenir une bonne consolidation, et précisément nous prétendons que l'immobilisation même la plus soignée est une mauvaise condition pour obtenir ce bon résultat. Il est fâcheux que M. Phocas n'ait pu concevoir une méthode excellente qui améliore au lieu de compromettre comme il le dit les résultats de la résection du genou. Au lieu de discuter il faut voir les résultats et ne pas par principe rejeter une méthode soi-disant nouvelle. Nous disons méthode soi-disant nouvelle, car nous citons dans notre historique des cas de résection du genou traités de cette façon il y a plus de dix ans.

Nous voyons que les objections faites à la méthode sont des objections *a priori* ou légitimes en ce qui concerne les premiers appareils plus compliqués qui ont été faits, et il y a lieu de tenir compte de ces objections dans certains cas particuliers assez rares qui constituent des contre-indications dont nous dirons un mot plus loin.

## CHAPITRE V

### Description et comparaison des appareils ambulatoires.

*Appareil de Bruns pour fractures de cuisse.* — L'appareil de Bruns est constitué par deux attelles, un anneau et un étrier. Les attelles latérales sont en acier creux; elles sont très légères, ne pèsent pas 1 kilogramme. Pour permettre le raccourcissement ou l'allongement des tiges, de chaque côté de l'étrier deux tiges de fer entrent dans le creux des tiges latérales. On peut les fixer à la hauteur voulue au moyen de vis à la partie supérieure de l'appareil, dont la dimension peut être augmentée ou diminuée entre les limites de 43 à 63 centimètres (fig. 1).

Le membre repose dans les attelles à la partie postérieure au moyen de demi-circonférences de toile ; à la partie antérieure au moyen de ceintures.

Si l'on veut se servir de l'appareil pour la marche, on éloigne l'étrier de la plante du pied et l'on fixe la jambe à l'étrier au moyen de lacs. Si au contraire on veut utiliser l'appareil dans la position couchée on place devant l'étrier une petite planchette sur laquelle glissent les bandelettes de la jambe à l'extrémité desquelles on peut placer un poids.

*Appareil de Liermann pour fractures de cuisse.* — Il consiste en deux attelles réunies par une tige médiane (*a*) à charnière. La charnière *b* permet de placer les deux attelles dans une position droite ou couchée ; une vis (*c*)

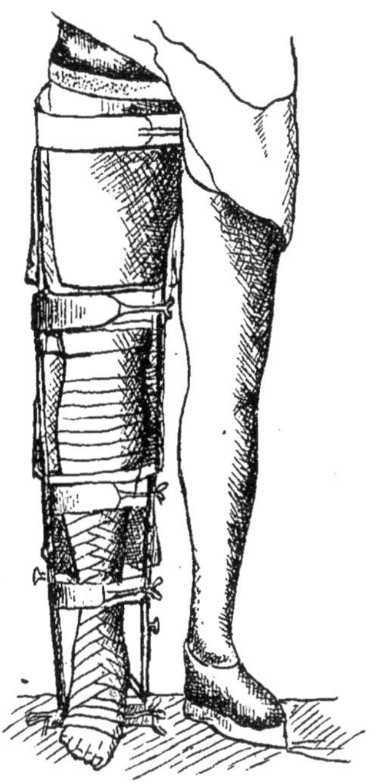

Fig. 1. — Appareil de Bruns pour fracture de cuisse.
Les courroies maintiennent le membre dans les attelles. Deux lacs fixés à l'étrier maintiennent l'extension.
Du côté sain, la chaussure porte une semelle plus élevée.

est destinée à fixer cette position. Au moyen de petites vis, on peut placer les attelles à la hauteur que l'on veut (*f*, *g*). Dans la douille *h* on met l'étrier à la partie inférieure de l'attelle destinée à la jambe. La partie de l étrier qui doit porter sur le sol pendant la marche ou la station debout est horizontale ; elle est perforée d'un orifice par lequel passe la vis à extension (*n*). Aux parties latérales de l'étrier sont attachées deux courroies *o* et *p*.

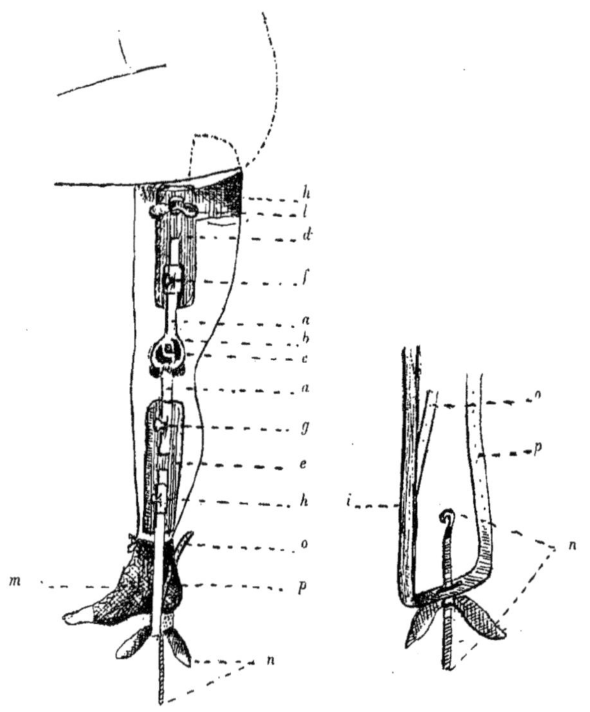


Fig. 2. — Appareil de Liermann.

*a*, pièce médiane métallique ; *b*, charnière ; *c*, vis à fixation ; *d*, attelle pour la cuisse ; *e*, attelle pour la jambe ; *f*, *g*, *h*, douilles ; *i*, étrier ; *k*, demi-anneau ; *l*, vis à pression ; *m*, guêtre à extension ; *n*, vis à extension ; *o*, *p*, courroies.

A l'attelle *d* on place, à travers une glissière, le demi-anneau *k* que l'on fixe par la vis *l*. La guêtre à extension *m* est constituée par la partie supérieure d'un soulier à cordon ; des parties latérales de cette guêtre partent deux courroies qui se réunissent sous la plante du pied. A ces courroies sont adoptées deux petites plaques de fer par lesquelles on suspend le crochet de la vis à extension (*n*). De chaque côté de la guêtre se trouvent également deux boucles qui fixent les courroies *o, p* de l'étrier au moment de l'ablation de la vis à extension (fig. 2).

Liermann place le malade sur un pelvi-support. Il ajuste les différentes parties de l'appareil de façon que l'étrier dépasse la plante du pied d'une longueur égale au raccourcissement plus deux ou trois centimètres. Il fait agir la vis à extension jusqu'à réduction complète. La réduction obtenue, il enlève la vis et fixe les courroies de l'étrier aux boucles de la guêtre. Il fixe l'appareil d'une façon définitive par quelques tours de bande amidonnée, enroulée sur la jambe et la cuisse au niveau des attelles de bois. Après dessiccation, le malade peut marcher. Dans les cas de réduction difficile il procède en plusieurs séances, en donnant, chaque fois, plusieurs tours de vis. Comme on le voit, la région du genou n'est pas entourée d'appareil inamovible. Aussi est-il facile, au moyen de la charnière, de mobiliser de temps à autre l'articulation du genou.

***Appareil de Bardeleben pour fracture de cuisse, décrit par Albers.*** — « On procède par temps :

« 1<sup>er</sup> *temps*. — Bandage plâtré allant du métatarse au genou, appliqué directement sur la peau, cinq ou six couches superposées, cou-de-pied fléchi à angle droit. On attend 10 minutes pour procéder au temps suivant.

« 2<sup>e</sup> *temps*. — Le malade est couché sur des coussins pour rendre libre le bassin ; l'extension est pratiquée sur le bandage plâtré solidifié ; la contre-extension par un second aide qui applique ses mains sur le thorax et par le malade lui-même qui s'arc-boute contre le pied du lit avec le pied sain. On tire jusqu'à ce que le raccourcissement ait disparu.

« 3e *temps*. — Application d'un « cataplasme » de bandes plâtrées (huit doubles) de 80 centimètres de long sur 20 centimètres de large. Le bord supérieur de ce cataplasme, repoussé en dehors, est appliqué contre la tubérosité ischiatique ; la moitié interne entoure le fémur ; la moitié externe, bien plus longue, se moule sur le pli fessier, remonte sur l'épine iliaque antéro-supérieure et enfin sur la région ombilicale où elle est fixée par la main d'un aide.

« 4e *temps*. — On réunit le bandage jambier au cataplasme fémoral par quatre bandes plâtrées. Durée de l'application de l'appareil, une demi-heure. Poids total : 2 kilogrammes (1). »

***Appareils de Dollinger.*** — Dollinger met sous le pied une semelle de ouate de 4 à 5 centimètres d'épaisseur, et ensuite une semelle faite de feuilles de tarlatane imprégnée de plâtre ; il enveloppe le tout avec des bandes plâtrées qu'il fait remonter à des hauteurs variables suivant le traumatisme : jusqu'au genou, dans les fractures de jambe ; jusqu'à l'ombilic, dans les fractures du tiers

---

(1) Albers. *Congrès allemand de chirurgie*. Berlin, 21 avril 1894. *C. R. Revue de chirurgie*, p. 877.

inférieur du fémur ; jusqu'au sein dans les fractures des deux tiers supérieurs de la cuisse. L'appareil de Dollinger est très simple mais immobilise toutes les articulations.

*Appareil de Reclus.* — L'appareil de Reclus, appliqué d'abord par Cestan (1) pour fractures de jambe, est constitué par une gouttière, qui doit maintenir la fracture réduite ; ensuite par l'appareil de marche proprement dit, qui est l'étrier décrit par Korsch. Cet appareil est au total un appareil de Maisonneuve, pardessus lequel on aurait fixé un étrier. Il immobilise les articulations du pied.

*Appareils de Vitrac.* — Vitrac classe les appareils de marche en deux types :

1° Les appareils qui font de la contention en même temps qu'ils servent à la marche ;

2° Les appareils constitués par deux parties : *a*) la gouttière, qui maintient la fracture ; *b*), l'appareil de marche proprement dit.

Il donne la préférence aux appareils du 2e type. Ils ont plusieurs avantages à son avis :

« 1° Ils permettent une contention plus sûre :

« 2° Appliquée avant l'appareil de marche, la gouttière donne le temps de se rendre compte de la façon dont le membre supporte le plâtre, de tâter en quelque sorte sa susceptibilité ;

---

(1) Cestan. *Gazette des hôp.*, 24 avril 1897.

« 3° Ils rendent plus faciles les diverses manipulations que nécessité la mise en place de l'appareil ambulatoire ;

« 4° Enfin ils mettent le membre plus à l'abri des secousses de la marche (1). »

Vitrac a modifié l'étrier métallique qui sert à la marche d'une façon élégante et heureuse, « il se compose essentiellement de deux attelles en bois et d'un étrier métallique qui peut se monter ou s'enlever à volonté. Les attelles sont en bois léger et résistant, longues de 40 centimètres environ (pour les appareils de jambe), larges de 4 centimètres et épaisses de 4 millimètres à peu près. Leur extrémité supérieure est munie de petites lames métalliques souples, destinées à élargir la surface d'appui sur la jambe, tout en se moulant sur ses contours. Leur extrémité inférieure est garnie de trous pour le passage des vis qui fixent l'étrier. Les bois des attelles, ainsi que les petites garnitures métalliques peuvent être dépolis pour faciliter l'adhérence du plâtre.

« L'étrier est en tôle. On pourrait le faire en aluminium. Il comprend deux branches montantes qui reçoivent les extrémités inférieures des attelles, et une semelle. La semelle a des dimensions moyennes de 10 centimètres en tous sens. Son milieu est entaillé pour enlever un peu de poids. La face inférieure, légèrement convexe, est garnie d'une plaque de cuir qui donne plus de souplesse à l'appui sur le sol. »

---

(1) Vitrac Jr. *Presse médicale*, 23 février 1898. La méthode ambulatoire dans le traitement des affections du membre inférieur. Appareil de marche à étrier mobile, p. 98.

La disposition de l'étrier mobile permet de le fixer à la hauteur que l'on veut, et au besoin de l'enlever quand il y a nécessité.

Vitrac applique comme Cestan une gouttière du type de celle de Maisonneuve et fixe l'étrier mobile par-dessus.

Pour la cuisse, Vitrac décrit comme il suit l'appareil qu'il emploie : « c'est absolument notre appareil de jambe, mais avec attelles plus longues, plus fortes, munies de plaques métalliques plus larges, la plaque externe notamment moulant la région ischio-trochantérienne, la plaque interne s'arrêtant à deux doigts au-dessus du sillon génito-crural. » (Vitrac, *l. c.*).

***Appareils du Dr Sorel :*** 1° APPAREIL POUR FRACTURE DE JAMBE. — Il se compose d'un étrier qu'on applique au moyen de bandes plâtrées.

L'étrier (fig. 3) est en métal renforcé au niveau de la partie inférieure des lames latérales et de la semelle ; la semelle a comme les lames 8 centimètres de large ; les lames sont de hauteur variable ; leur écartement est de 8 centimètres et demi au niveau de la semelle. Pour mesurer la hauteur des lames, M. Sorel prend la longueur de la jambe à partir des tubérosités du tibia, et il ajoute à cette mesure 4 centimètres qui représentent la distance qui doit être laissée entre la plante du pied et la semelle de l'étrier afin que le pied ne touche point le sol pendant la marche.

*Application de l'appareil.* — *a)* Fracture de jambe avec déplacement des fragments.

Pour réduire la fracture, un aide fait de l'extension sur le pied ; un autre fait de la contre-extension au niveau du genou ; la fracture réduite, on enroule directement sur la peau, en serrant bien chaque tour de bande, une bande plâtrée de huit feuillets de tarlatane, longue de 8 mètres, large de 10 centimètres, en commençant juste au-dessus des malléoles pour terminer au niveau des

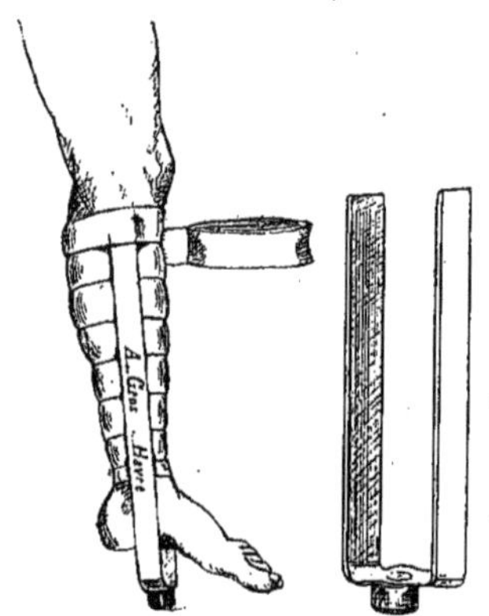

Fig. 3. — Appareil du Dr Sorel pour fracture de jambe.
A droite, l'étrier.
A gauche, mode d'application.

tubérosités du tibia. On s'arrête à ce niveau pour laisser complètement libres les mouvements de l'articulation du genou. On moule très exactement les saillies et les dépressions du membre. Les premiers tours de bande plâtrée sont destinés à maintenir les fragments. On prend ensuite l'appareil que l'on met dans l'axe du membre, et on le fixe au moyen du reste de la bande plâtrée que l'on roule de haut en bas jusqu'au-dessus des malléoles. On applique ensuite sur le plâtre une bande de toile bien serrée que l'on laisse jusqu'à dessiccation.

*b)* Fractures de jambe sans déplacement.

Dans ces cas, pour appliquer la tige, il suffit de faire quelques tours de bande au-dessous des tubérosités du tibia pour y fixer l'extrémité supérieure de la tige.

*c)* Fractures bimalléolaires, situées très près de l'articulation, avec déplacement des fragments.

Dans ce cas, on est obligé de commencer les circulaires de plâtre au-dessous du foyer de fracture. Dans ces cas seulement, relativement rares, l'appareil prend l'articulation tibio-tarsienne. Le malade peut marcher dès le lendemain de l'appareil qu'on laisse en place 30 jours.

2° APPAREIL POUR FRACTURE DE CUISSE. — Avant l'application de l'appareil on fait un pansement ouaté compressif, jusqu'au-dessus de la rotule, et on fait de l'extension continue jusqu'à disparition complète du gonflement. Au moment où l'on met l'appareil, on laisse le pansement compressif, qui doit rester pendant toute la durée du traitement, pour éviter l'œdème de la partie inférieure du membre.

*Description de la tige de cuisse* (fig. 4). — M. Sorel a fait construire par A. Gros, orthopédiste au Havre, une tige métallique sur laquelle doit marcher le malade. Cette tige est divisée en deux parties : la partie supérieure *f* a 5 millimètres d'épaisseur, la partie la plus large mesure 27 millimètres de large et 28 centimètres de longueur ; la plus étroite a 18 millimètres de largeur et 40 centimètres de long.

La partie inférieure *g* a les dimensions suivantes :

27 millimètres de largeur; 5 millimètres d'épaisseur; 40 centimètres de longueur. L'écartement entre les verrous *b, c* et *d* est de 7 centimètres. La partie recourbée *a* qui forme le talon de la tige a la même largeur, la même épaisseur et 8 centimètres de long. Au-dessous de cette partie est adaptée une rondelle en caoutchouc destinée à empêcher le malade de glisser. La partie supé-

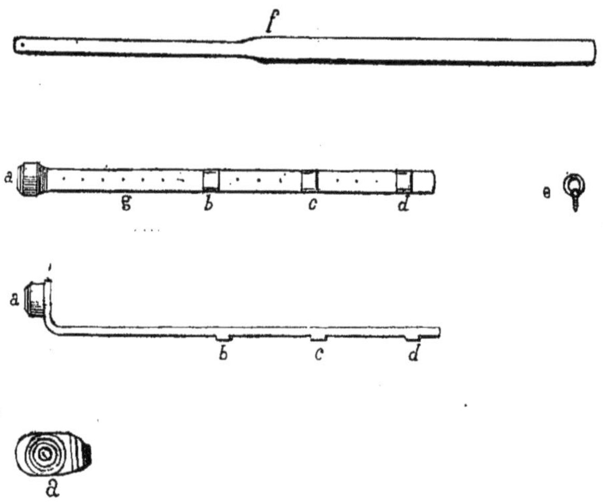


Fig. 4. — Tige tutrice du Dr Sorel pour fracture de cuisse et pour résection du genou.

rieure *f* s'introduit dans les verrous de la partie inférieure ; une vis de pression *e* fixe à la hauteur voulue les deux parties constituantes de l'appareil.

La longueur maxima de l'appareil est de 95 centimètres et la longueur minima est de 68 centimètres.

La fracture réduite, on place le malade sur le bord

de la table d'opération. On prend une bande plâtrée de 6 mètres de longueur, large de 10 centimètres et constituée par huit feuillets de tarlatane ; on l'applique directement sur la peau, à partir du condyle interne du fémur jusqu'en haut de la cuisse. Avant de passer la bande au niveau du pli fessier, on met un morceau de flanelle assez

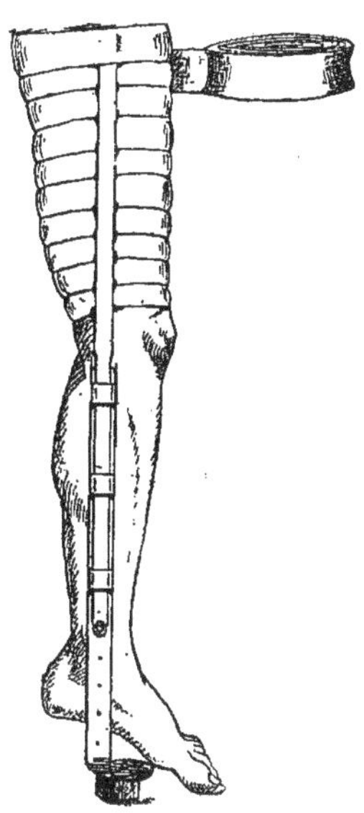

Fig. 5. — Mode d'application de l'appareil ambulatoire du Dr Sorel pour fracture de cuisse.

large, pour empêcher les écorchures de la peau. Audessous de l'ischion on fait plusieurs tours de bande plâtrée de manière à renforcer l'appareil à ce niveau. On place ensuite la tige sur le côté interne du membre inférieur, dans l'axe de la jambe, de façon que l'extrémité dépasse de 4 ou 5 centimètres le pied pour l'empêcher de traîner par terre pendant la marche. On fixe l'extrémité supérieure de la tige par un tour de bande, et on enroule la bande de haut en bas jusqu'au niveau du genou. L'appareil étant ainsi posé, on l'enveloppe de haut en bas d'une bande de toile jusqu'à ce que tout soit bien sec (fig. 5).

M. Sorel laisse l'appareil pour cuisse de 40 à 50 jours. Pendant toute la durée du traitement ambulatoire, on fait faire tous les jours des mouvements à l'articulation du genou pour éviter les raideurs articulaires.

(Les photographies ci-contre montrent les malades avec leurs appareils.)

*Extension et contre-extension.* — Dans l'appareil de marche du Dr Sorel pour fracture de jambe, l'extension est faite par un aide au moment de l'application, et on la maintient par les tours de bande plâtrée qui prennent point d'appui sur les malléoles, le fragment inférieur ne pouvant ainsi remonter. La contre-extension, faite par un aide, est maintenue par les circulaires de plâtre au-dessous des tubérosités du tibia. Dans la marche, le poids du corps sera transmis au sol par l'intermédiaire des attelles ; la résistance qu'oppose le sol à l'étrier agit sur les tubérosités du tibia et empêche le fragment supérieur de descendre. L'appareil doit être suffisamment résistant ; sa solidité doit être proportionnée à celle du poids du corps.

Dans l'appareil du Dr Sorel pour fracture de cuisse, l'extension est faite au moment de l'application de l'appareil et maintenue par les premiers tours de bande qui s'appliquent sur les condyles du fémur et la partie supérieure de la rotule. La contre-extension est maintenue

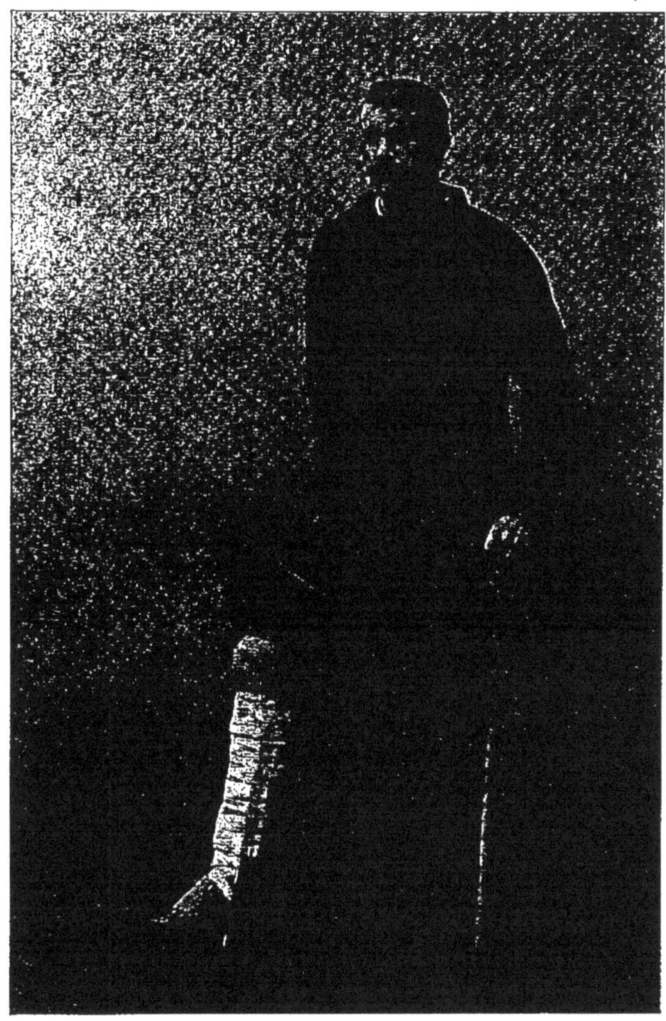

Fig. 6. — Appareil du Dr Sorel pour fracture de jambe, vu latéralement.

La partie plâtrée de l'appareil commence seulement au-dessus des malléoles. La bande blanche que l'on aperçoit sur le pied est une bande de toile destinée à faire de la compression pour éviter l'œdème du pied que l'on observe parfois dans les premiers jours qui suivent l'application.

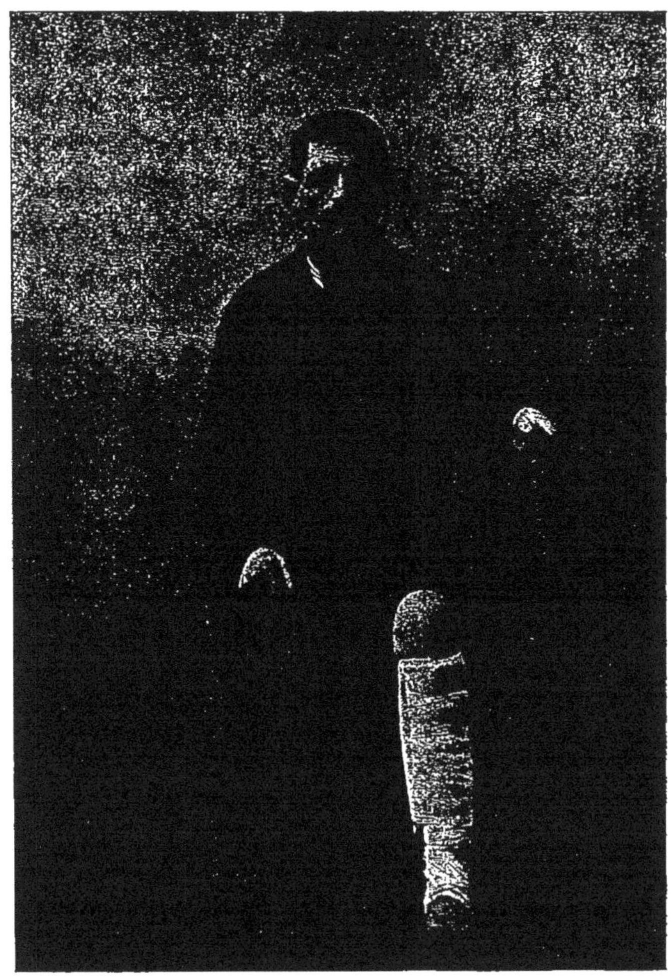

Fig. 7. — Appareil du Dr Sorel pour fracture de jambe, vu de face.

Comme dans la figure 6, on voit que le pied est enveloppé d'une bande de toile destinée à faire de la compression, la bande plâtrée commençant seulement au-dessus des malléoles.

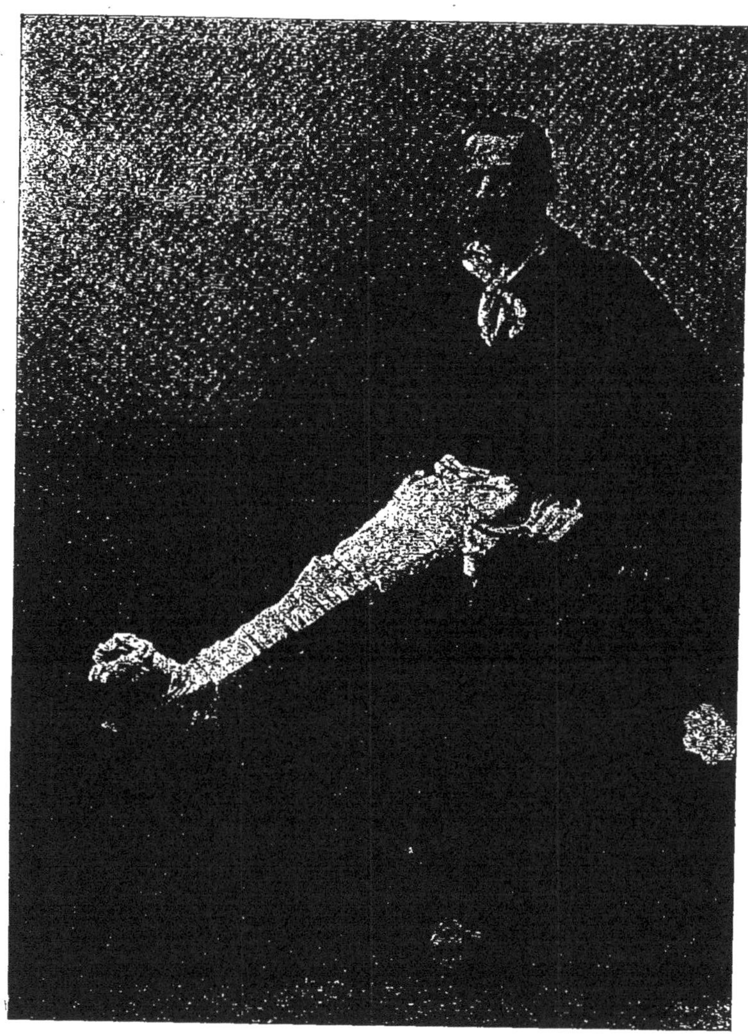

Fig. 8. — Appareil du Dr Sorel pour fracture de cuisse.

Les circulaires plâtrées commencent seulement au-dessus de la pointe supérieure de la rotule. Toute la jambe est enveloppée d'un pansement ouaté compressif, et la tige tutrice est fixée au-dessus des malléoles par quelques tours de bande de toile.

par l'appareil dont les derniers tours de bande viennent prendre point d'appui sur l'ischion. Le poids du corps est transmis au sol par l'intermédiaire de la tige latérale interne et la résistance du sol se transmet par le bout de l'appareil à l'ischion, le malade reposant en effet, quand

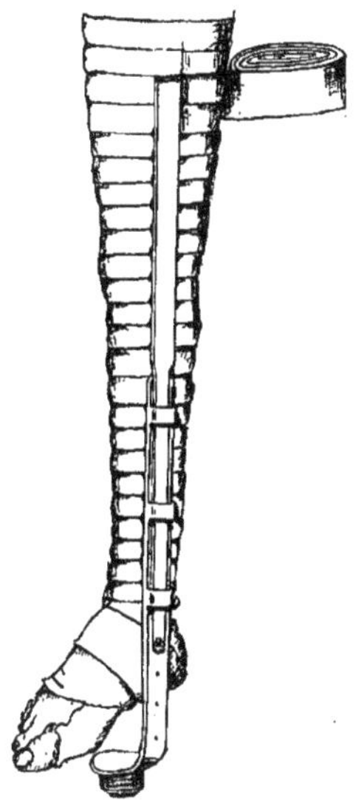

FIG. 9. — Mode d'application de l'appareil ambulatoire du Dr Sorel pour résection du genou.

il est debout, par cette tubérosité sur les tours de bande supérieurs.

3° APPAREIL DU Dr SOREL POUR RÉSECTION DU GENOU. — Après l'opération le malade est placé dans une gouttière plâtrée suivant la méthode habituelle. Quinze jours après on fait le premier pansement. On enlève les points de suture et on applique l'appareil qui permet au malade de se lever et de marcher. Cet appareil consiste simplement en une bande plâtrée qui est enroulée de bas en haut et qui fixe ainsi la gouttière plâtrée sur le membre ; latéralement on place la tige comme dans les cas de fracture de cuisse et la bande fixe cette tige en étant enroulée de haut en bas. Dans le cas d'une suppuration étendue ou d'une réunion imparfaite qui demande la surveillance on a simplement besoin d'espacer les tours de bande au niveau de la plaie pour permettre de faire les pansements nécessaires (fig. 6).

Pendant la marche tout le poids du corps reposera à la partie supérieure sur l'ischion comme dans les cas de fracture de cuisse et les réactions du sol seront également transmises au bassin par l'ischion sans donner d'ébranlement au niveau du genou ; par suite la réunion osseuse peut se faire tout aussi bien qu'avec une simple gouttière. On peut ainsi laisser l'appareil en place pendant 2 ou 3 mois.

***Comparaison des divers appareils.*** — A. *Appareils de cuisse.* — Nous avons donné la description et le dessin des appareils de Bruns et de Liermann. Dans ces deux appareils le poids du corps est transmis au sol au moyen de tiges métalliques qui sont fixées sur la peau par des tours de bandes, soit plâtrées, soit amidonnées. Les résultats obtenus par ces auteurs sont très encourageants, mais la difficulté de la construction et de l'application de ces appareils a peut-être été ce qui a empêché la méthode de se généraliser.

Les malades de Bruns ont leur articulation du genou immobilisée. L'appareil de Liermann très complexe, mais il a cet avantage de pouvoir s'appliquer à tous les cas, de pouvoir faire de l'extension d'une façon continue ou intermittente et permet en même temps de mobiliser le genou. Nous trouvons cependant, quelque ingénieux que soit cet appareil, qu'il est un peu trop compliqué.

Les appareils de Bardeleben et de Dollinger ne se composent que de bandes ou gouttières plâtrées sans aucune adjonction d'attelle métallique. Ils peuvent donc être faits par le chirurgien ; mais ils ont un grave inconvénient, c'est d'immobiliser d'une façon complète toutes les articulations du pied, du cou-de-pied, du genou, même de la hanche. L'appareil de Dollinger a en plus l'inconvénient d'être très lourd et très incommode pour le malade.

L'appareil du Dr Sorel au contraire permet de mobiliser toutes les articulations, de faire de l'extension continue et est d'une simplicité remarquable d'application. Il lui est adjoint une tige métallique unilatérale, mais de construction très facile, qui permet de varier la hauteur et de l'appliquer ainsi à plusieurs cas. Cette même attelle sert également pour les opérations pratiquées sur le fémur ou les résections du genou. Nous donnons donc la préférence à l'appareil de notre maître, à cause de sa simplicité, de son efficacité et du libre jeu des articulations qu'il laisse.

B. *Appareils de jambe.* — Nous avons vu dans notre historique et dans la description des appareils que les premiers auteurs qui se sont occupés de cette question avaient fait des appareils plâtrés très ingénieux mais quelque peu compliqués et, craignant sans doute de ne pas immobiliser assez les fragments, avaient étendu leurs points de contact. Certains chirurgiens avaient ainsi emprisonné non seulement tout le membre inférieur mais encore la ceinture du bassin et l'abdomen.

Korsch a eu l'idée d'appliquer un étrier métallique sur lequel le malade marchait. Après lui, on retrouve le même étrier métallique dans les appareils de Reclus, Cestan, Vibart, Sorel, etc. Mais, toujours de crainte de faire un appareil trop faible, tous les chirurgiens précédents ont emprisonné au moins les articulations du pied et du cou-de-pied. Les 69 cas de M. Sorel montrent que un appareil n'allant que des malléoles exclusivement aux tubérosités du tibia exclusivement est suffisamment solide pour supporter la marche même de gens très vigoureux, suffisamment résistant pour permettre des exercices même violents : un des malades de M. Sorel, tout au début de l'application du traitement dans le service, avait demandé une sortie, on la lui refusa par la crainte d'accidents que comporte toujours une méthode nouvelle ; le malade escalada le mur. Les appareils du Dr Sorel ont en plus l'avantage de laisser entièrement libres toutes les articulations du membre traumatisé, aussi n'hésitons-nous pas à lui donner la préférence sur tous les autres appareils décrits antérieurement.

## CHAPITRE VI

### Indications et contre-indications de la méthode ambulatoire.

La méthode ambulatoire est nous l'avons vu celle qui présente le plus d'avantage, mais est-ce à dire qu'elle soit applicable à tous les cas?

Nous pensons que les plaies infectées, les dermatites aiguës sont des contre-indications absolues. Mais dès que le foyer de suppuration est tari, dès que la plaie est fermée, dès que l'inflammation n'existe plus, on peut sans inconvénient appliquer l'appareil ambulatoire.

Dans notre paragraphe sur la méthode sanglante nous avons vu qu'il existe des indications de la suture osseuse, toutes les fois qu'il y a impossibilité de réduction ou impossibilité de maintien de la réduction. Il semble que, la plaie étant guérie, la réunion étant complète, là encore serait une indication du traitement ambulant, et que les résultats jusqu'ici obtenus par la suture osseuse pour les membres inférieurs seraient plus satisfaisants parce que le membre éviterait ainsi l'immobilisation. La réunion obtenue, le membre fracturé pourrait être considéré au point de vue fonctionnel, comme ayant été atteint de fracture fermée, et par là même rentrerait dans le cadre du traitement ambulatoire.

Tous les autres cas de fractures du membre inférieur : fractures du col du fémur, fractures du corps du même os, fracture des condyles, fracture des os de la jambe à tous les niveaux, nous semblent justiciables du traitement ambulatoire.

Les autres indications d'application d'appareils de marche sont toutes les suites d'interventions chirurgicales osseuses du membre inférieur, résections, ostéotomies, etc. Dans tous ces cas, quand la peau ne présente plus de solution de continuité, on aura bien des avantages, au point de vue de la guérison osseuse et surtout au point de vue des résultats fonctionnels consécutifs, à appliquer la méthode ambulatoire.

---

# OBSERVATIONS

personnelles, prises dans le service du Dr R. Sorel.

## Observation I

*Fracture de la jambe droite. — Appareil ambulatoire. — Guérison.*

G... J.-B., âgé de 42 ans, cuisinier à bord d'un bateau. Entre à l'hôpital le 30 octobre 1902.

Son père est mort d'une fièvre typhoïde. Sa mère et sa femme sont en bonne santé. Il a deux enfants bien portants.

Il a eu un phlegmon à la main droite, il y a deux ans. Pas d'autres antécédents personnels.

L'accident est arrivé le 28 octobre 1902. Le malade a heurté avec le pied une pierre, et comme il essayait de se retenir dans sa chute, le talon a porté à faux et il a très bien senti qu'il avait la jambe cassée. Il n'a pas essayé de marcher, quoique ne souffrant pas énormément. On l'a porté à bord, et il est resté au lit jusqu'au 30 octobre, la jambe fixée par des attelles. Il est entré à l'hôpital Pasteur à l'arrivée du bateau au Havre, le 30 octobre. A l'entrée on constate tous les signes d'une fracture de la jambe droite, fracture des deux os, avec mobilité anormale ; les tentatives de réduction font percevoir une crépitation très nette. Le gonflement est assez marqué. On met le membre dans une gouttière.

Le 11 *novembre* 1902, on met l'*appareil de marche* en commençant à enrouler la bande au-dessus des malléoles.

Le 13, le malade s'est levé et a fait quelques pas dans la salle.

Le 17 *novembre,* G... quitte l'hôpital et rentre à son domicile.

Le 11 *décembre,* G... revient pour se faire enlever son appareil. — Il nous dit qu'il a marché assez peu. On lui fait l'*ablation de l'appareil.* La consolidation est bonne. Le cal tibial est assez gros.

Mesures de la jambe saine :

Juste au-dessus des malléoles : 22 centimètres.

A 6 centimètres au-dessous de l'épine du tibia, 32cm,5.

Mesures de la jambe malade :

Juste au dessus des malléoles, 21cm,5.

A 6 centimètres au-dessous de l'épine du tibia, 30cm,5.

3 *janvier.* — Nous avons revu le malade ; il marche tous les jours, mais on observe tous les soirs un peu de gonflement au niveau des malléoles et au niveau du cal.

## Observation II

*Fracture du tibia à l'union du tiers inférieur et du tiers moyen de la jambe droite. — Appareil ambulatoire. — Guérison.*

Le M..., François, âgé de 30 ans, sellier-bourrelier. Entre à l'hôpital Pasteur, le 2 novembre 1902.

Son père est mort à 41 ans de tuberculose pulmonaire. Sa mère est morte à 42 ans. Il a trois sœurs et un frère bien portants.

Il a eu une affection aiguë à l'âge de 8 ans. Jamais il n'a eu de maladie autre. Pas d'antécédents vénériens.

L'accident est arrivé le 1er novembre. Le malade a fait une chute en avant, il est tombé sur le bord du trottoir et s'est fait une fracture directe de la jambe droite. Il s'est relevé, mais en essayant de marcher il a éprouvé une douleur très vive. Il est arrivé à l'hôpital dans la nuit du 1er au 2 novembre ; on a mis le membre fracturé dans une gouttière.

On observe à l'entrée un gonflement assez marqué de toute la jambe : fracture à l'union du tiers inférieur et du tiers moyen de la jambe, à 17 centimètres de l'articulation tibio-tarsienne. On trouve un point douloureux très net, localisé au niveau de la fracture ; les fragments sont très mobiles ; en essayant de réduire on perçoit de la crépitation.

*Radiographie.* — Sur l'épreuve radiographique on constate que le fragment supérieur du tibia est porté un peu en dedans et en avant. L'extrémité inférieure du fragment est oblique en bas et en dedans. Vu le gonflement au moment de l'examen, nous n'avons pas pu prendre les mesures de la jambe malade.

Mesures de la jambe saine :

Juste au-dessus des malléoles, 21 centimètres.

A 6 centimètres au-dessous de l'épine du tibia, 32 centimètres.

Le 10 *novembre* le gonflement de la jambe ayant très diminué, on peut *appliquer l'appareil de marche* en commençant à partir d'au-dessus des malléoles. Le malade a senti au niveau de la fracture de la douleur pendant le premier jour. Le cinquième jour après l'application de l'appareil, il s'est levé. La marche est facile, non douloureuse. D'abord il a dû se servir de deux béquilles ; puis il a pu marcher avec deux cannes, finalement avec une seule canne. Le malade peut marcher très rapidement ; il monte et descend les marches et les escaliers sans aucune gêne.

Mesures de la jambe saine :

Juste au-dessus des malléoles, 21 centimètres.

A 6 centimètres au-dessous de l'épine du tibia, 33 centimètres.

On a enlevé l'appareil le 15 décembre 1902. Le consolidation s'est effectuée dans de bonnes conditions. Le jour même avec deux cannes, ce malade a marché, mais sans appuyer fortement sur le sol avec la jambe malade. Le soir, il ressentait des fourmillements au niveau du cal et présentait de l'œdème autour des malléoles.

Mesures de la jambe malade prises le jour de l'ablation de l'appareil :

Juste au-dessus des malléoles, 22$^{cm}$,5.

A 6 centimètres au dessous de l'épine du tibia, 31 centimètres.

20 *décembre* 1902, M... a tous les soirs un œdème assez considérable au niveau du cal et au pourtour des malléoles, et il marche assez peu. Il ressent un peu de douleur au niveau du cal.

13 *janvier* 1903. Sortie de M... La jambe et le pourtour des

malléoles enflent très peu le soir. Ce malade marche plus facilement depuis quelques jours.

### Observation III

*Fracture de la jambe gauche à l'union du tiers moyen et du tiers inférieur. — Appareil de marche. — Guérison.*

B... Joseph. Agé de 43 ans. Menuisier. Entre à l'hôpital Pasteur le 11 novembre 1902. Il a eu 6 enfants dont 4 sont aujourd'hui en bonne santé, 2 sont morts en bas âge de méningite.

Comme antécédents personnels : une fluxion de poitrine il y a dix ans ; il a une hernie inguinale droite. Jamais il n'a eu de maladies vénériennes.

L'accident est arrivé le 11 novembre ; le malade a glissé et fait une chute sur le côté gauche ; il a essayé de se relever et a fait une seconde chute en avant. Il n'a éprouvé aucune douleur momentanément. On l'a transporté chez lui et de là à l'hôpital.

Il est entré le 11 novembre au soir, à 8 heures. On constate une douleur au niveau du tiers inférieur de la jambe gauche, de la mobilité anormale et de la crépitation.

*Radiographie.* — La radiographie montre que le fragment inférieur du tibia gauche est oblique en arrière, en dedans et en bas. La pointe interne dépasse du tiers de l'épaisseur de l'os le bord interne du fragment inférieur. A 2 centimètres au-dessus sur le péroné on voit un trait de fracture, sans déplacement des deux fragments.

La partie supérieure du trait de fracture du tibia est à 10 centimètres de l'articulation tibio-tarsienne. Le malade a été placé dans une gouttière jusqu'au 17 novembre. Le 17, on lui a appliqué l'*appareil de marche* à partir d'au-dessus des malléoles. Il s'est levé le lendemain, sauf le premier jour, où il a eu un peu de douleur, il n'a jamais souffert depuis, marche très facilement, peut monter et descendre les escaliers sans douleur au niveau de la fracture, et sans fatigue.

Mesures de la jambe saine :

Juste au-dessus des malléoles, 20 centimètres.

A 6 centimètres au-dessous de l'épine du tibia, $32^{cm},5$.

Le malade est sorti le 2 décembre en ville, pour affaires. Il a marché tout l'après-midi sans aucune fatigue.

*On a enlevé l'appareil le 19 décembre.*

Mesures de la jambe malade :

Juste au-dessus des malléoles, 21 centimètres.

A 6 centimètres au-dessus de l'épine du tibia, $29^{cm},5$.

On trouve un cal tibial peu volumineux. Le cal du péroné est appréciable au toucher, mais il est bien moins marqué que celui du tibia. La consolidation est bonne. Le malade s'est levé aussitôt après l'ablation de l'appareil, il est sorti, s'aidant de deux cannes ; le soir il y avait un peu de gonflement autour des malléoles. Ce gonflement a disparu dans la nuit.

Le 23 *décembre*. — Ce malade marche sans canne. Il n'a pas eu de gonflement depuis le 20.

Le 24 *décembre*. — Sortie.

## Observation IV

*Fracture de la jambe gauche, au tiers moyen. — Appareil de marche. — Guérison.*

L... Arsène. Agé de 58 ans. Mécanicien des chemins de fer. Entre à l'hôpital Pasteur le 29 novembre 1902. Il a 5 enfants bien portants. Il en a perdu 2, l'un à l'âge de 11 mois ; l'autre à 19 ans, de tuberculose pulmonaire.

Le malade a eu une bronchite il y a trois ans. Pas d'autres maladies antérieures.

L'accident lui est arrivé le 29 novembre : en sautant de dessus la machine il a glissé et est tombé sur le côté gauche ; il n'a pas pu se relever. Il est entré à l'hôpital presque aussitôt. Le lendemain il s'est produit un gonflement considérable avec une ecchymose très étendue sur toute la hauteur de la jambe gauche.

On trouve un point douloureux localisé à 11 centimètres au-dessus de la malléole interne. A ce niveau s'est formé une phlyctène. On sent une crépitation osseuse très nette. La partie inférieure de la jambe a tendance à être inclinée en dehors.

Le gonflement augmente encore les jours suivants, et l'œdème s'étend sur tout l'arrière-pied. Le malade n'éprouve cependant pas de douleur.

*Radiographie.* — Vue de face. Le fragment inférieur du tibia est à peu près transversal, légère obliquité en arrière. Les deux fragments paraissent être restés coaptés. Cependant on observe un léger angle dièdre ouvert en dehors.

Quatre centimètres au-dessus le péroné est fracturé transversalement. Les deux fragments sont restés dans l'axe longitudinal.

Vue latérale. — Sur cette radiographie, prise de côté, le malade ayant la jambe portée en dehors, le fragment inférieur du péroné est porté en dedans et le fragment inférieur du tibia très légèrement en dehors. Dans les deux os, les deux fragments sont bout à bout. Vu l'extrême gonflement du membre, l'ecchymose très étendue et une grosse phlyctène, on laisse le malade dans une gouttière.

Mesures de la jambe saine:

Juste au-dessus des malléoles, 21cm,5.

A 6 centimètres au-dessous de l'épine du tibia, 33 centimètres.

Le 11 *décembre,* le gonflement a bien diminué, et on applique l'*appareil de marche,* en mettant la bande à partir des malléoles. Le malade a souffert un peu pendant la nuit du 11 au 12. Le 12 il ne souffre plus et le 13 décembre il fait quelques pas dans la salle, en s'aidant de deux béquilles.

Le 14 *décembre,* il marche très facilement et fait plusieurs fois le tour de la salle.

Le malade a marché pendant toute la durée du traitement.

*Le 14 janvier, on enlève l'appareil.*

Mesures de la jambe malade :

Juste au-dessus des malléoles, 22cm,5.

A 6 centimètres au-dessous de l'épine du tibia, 33cm,5.

Cal tibial peu volumineux.

Le 16 *janvier,* le malade a marché dans la salle avec des béquilles ; un peu d'œdème autour des malléoles.

Le 19 *janvier,* le malade a marché ; la jambe a enflé considérablement surtout au niveau du cal. Il est resté au lit.

Le 21. — La jambe a moins de gonflement.

Le 25. — L... marche toute la journée mais avec deux bâtons. Il n'y a plus d'œdème.

Le 31. — Sortie. Le malade marche facilement sans bâtons.

## Observation V

*Fracture de la jambe droite au tiers inférieur. — Appareil ambulatoire. — Guérison.*

S..., Alfred. Journalier. Agé de 44 ans. Entre à l'hôpital Pasteur le 29 novembre 1902. Son père est mort après un an de maladie. Sa mère est décédée aussi.

Il a eu une blennorrhagie à l'âge de 22 ans. Il s'est fracturé la jambe droite il y a 4 ans. Il a une hernie inguinale droite volumineuse.

L'accident est arrivé le 29 novembre 1902, à 11 heures du matin. En voulant se garer du tramway, le malade a glissé et est tombé en arrière, la jambe ployée en dessous. On l'a relevé, porté chez le pharmacien et de là à l'hôpital.

A son entrée, on a constaté un léger gonflement à la partie inférieure de la jambe droite ; un point très légèrement douloureux à trois travers de doigt au-dessus des malléoles, en dedans et en dehors. La jambe est restée dans l'axe. Pas de crépitation ni de mobilité anormale. On observe une ecchymose modérée, ne remontant pas au-dessus de la moitié de la jambe.

*Radiographie.* — Vue de face. — On constate du côté du péroné une fracture dont le fragment inférieur est porté légèrement en dedans ; le fragment supérieur du péroné, porté en dehors, chevauche de 2 centimètres sur le fragment inférieur. Ces deux fragments sont unis par un cal. Le trait de fracture est à 6cm,5 au-dessus de la pointe de la malléole externe.

Du côté du tibia, on trouve une fracture dont le fragment supérieur déborde en dedans de 1 centimètre le fragment inférieur. Il y a un trait de fracture oblique en bas et en dedans ; il n'est pas rectiligne et est placé à 4 centimètres au-dessus de la malléole interne.

Vue latérale. — On ne voit aucun déplacement dans l'axe du membre. On ne peut pas distinguer sur cette radiographie la fracture ancienne de la fracture récente. Il semble donc que le malade s'est fracturé la jambe au même niveau.

Mesures de la jambe saine :

Juste au-dessus des malléoles, 20cm,5.

A 6 centimètres au-dessous de l'épine du tibia, 31 centimètres.

Le 7 *décembre* 1902, le gonflement est complètement disparu, *on applique l'appareil de marche* simplifié, les premiers tours de bande passant au-dessus du trait de fracture.

8 *décembre* 1902. — Le malade a marché un peu avec des béquilles.

13 *décembre*. — Il marche assez peu parce qu'il ne s'habitue pas aux béquilles. Il se promène dans la salle.

23 *décembre*. — Le malade sort rarement, il se promène tous les jours un peu dans la salle.

9 *janvier*. — *On enlève l'appareil*. S... a marché le soir même. Le cal est assez gros, la consolidation est bonne.

Mesures de la jambe malade après l'ablation de l'appareil :

Juste au-dessus des malléoles, 24 centimètres.

A 6 centimètres au-dessus de l'épine du tibia, 32cm,5.

La jambe malade est un peu œdématiée.

15 *janvier*. — Tous les soirs le malade a de l'œdème autour des malléoles.

19 *janvier*. — Toujours un peu d'œdème le soir.

24 *janvier*. — S... marche facilement, mais avec deux bâtons. — Sortie.

## Observation VI

*Fracture de la jambe droite au tiers moyen. — Appareil ambulatoire. — Guérison.*

G...., Joseph. Agé de 25 ans. Ajusteur. Entré à l'hôpital le 9 décembre 1902.

Son père est mort dans un naufrage. Sa mère, ses trois frères et sa sœur se portent bien. Sa femme et ses deux enfants également.

Il a eu une fièvre typhoïde à 15 ans.

A 16 ans il a été traité pour blennorrhagie.

Pas d'antécédents syphilitiques.

En 1889 il a eu la jambe droite fracturée au tiers moyen ; la consolidation s'est faite sans déformation appréciable du membre, et depuis le malade ne s'est jamais ressenti de sa fracture.

Le 26 *août* 1902, il a fait une chute et s'est fracturé la clavicule droite. On trouve en effet une déformation de l'os avec un cal assez volumineux.

Le 8 *décembre*, en montant sur le trottoir, il a glissé sur la glace ; il est tombé, le corps portant sur la jambe droite ; il lui a été impossible de se relever. Il a essayé de lever sa jambe avec la main et il a éprouvé une douleur très vive au-dessus de la cheville et au milieu de la jambe. On l'a ramené chez lui et on lui a enveloppé la jambe avec un drap et des attelles de carton. On l'a transporté à l'hôpital Pasteur le lendemain.

Vu la gravité des lésions, l'ecchymose très étendue, le gonflement énorme, on a mis le malade dans une gouttière. Les tentatives de réduction montrent de la mobilité anormale et de la crépitation.

Le 19 *décembre,* on lui a mis l'*appareil de marche,* passant les premiers tours de bande au-dessus des malléoles. Dans la nuit qui a suivi son application, le malade n'a pas pu dormir ; il souffrait surtout au niveau du talon et du bout du pied.

Le 20 *décembre* au matin, la douleur était complètement dis-



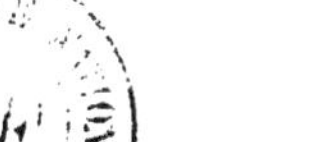

parue et, après avoir été radiographié, G... a marché avec des béquilles et fait deux fois le tour de la salle.

Le 21, il a marché pendant plus de deux heures dans la salle.

Le 22 *décembre* il est sorti de la salle, a fait une promenade assez longue sans douleur et sans fatigue.

*Radiographie.* — La radiographie montre du côté du tibia une fracture dont le trait est oblique de dehors en dedans et de haut en bas. Le fragment supérieur est porté en dedans et en avant du fragment inférieur ; la pointe interne du fragment supérieur dépasse de 1 centimètres le bord interne du fragment inférieur. La partie supérieure du trait de fracture est à 12 centimètres de l'articulation tibio-tarsienne.

A 1 centimètre plus bas, on trouve une fracture du péroné avec déplacement des fragments. Le fragment supérieur est porté complètement en dedans du fragment inférieur. Ils sont séparés l'un de l'autre par une distance de 5 millimètres.

Le 30 *décembre* 1902. — Le malade n'a pas souffert du tout depuis le 22. Il monte et descend tous les jours la colline de l'hôpital.

Le 6 *janvier* 1903. — G... est sorti toute la journée pour affaires.

Le 17 *janvier*. — Nouvelle sortie. Le temps était beau le matin ; dans le courant de la journée, il a tombé beaucoup de verglas. Le malade est revenu à pied à l'hôpital, sur un sol très glissant.

19 *janvier*. — *On enlève l'appareil*. Le cal n'est pas volumineux.

Mesures de la jambe saine prises à l'entrée du malade :

Juste au-dessus des malléoles, 20 centimètres.

A 6 centimètres au-dessous de l'épine du tibia, 32$^{cm}$,5.

Mesures de la jambe malade prises aussitôt après l'ablation de l'appareil :

Juste au-dessus des malléoles, 20 centimètres.

A 6 centimètres au-dessous de l'épine du tibia, 29 centimètres.

La consolidation est bonne. Le malade a marché le soir même avec des bâtons.

20 *janvier*. — La jambe présente du gonflement au niveau des malléoles, le soir : le malade a marché pendant 3 heures. Il n'accuse aucune douleur.

21 *janvier*. — Moins de gonflement.

27 *janvier*. — G... marche sans canne.

3 *février*. — Sortie du malade, qui marche avec aisance et sans canne.

## Observation VII

*Fracture bi-malléolaire de la jambe gauche. — Appareil de marche. — Guérison.*

A... Fernand, âgé de 30 ans, journalier, célibataire, entre à l'hôpital Pasteur, le 2 janvier 1903.

Son père et sa mère sont décédés depuis longtemps. Il ne donne pas de détails sur leurs maladies. Il a perdu un frère en bas âge et il a actuellement deux frères en bonne santé.

Comme antécédents personnels, une orchite à l'âge de 18 ans. Le malade dit n'avoir jamais eu aucune maladie vénérienne. Il a eu une blessure par accident au pied gauche, à 19 ans.

L'accident est arrivé le 2 janvier 1903. Un fardeau pesant lui est tombé sur l'épaule, et la jambe gauche est restée sous le malade dans sa chute. Il n'a pas pu se relever. On l'a emmené immédiatement à l'hôpital.

A son entrée, on constate tous les signes d'une fracture bi-malléolaire : déformation, points douloureux, ecchymose considérable, mobilité anormale. Les mouvements provoqués font percevoir une crépitation très nette. Vu le gonflement, on met le membre dans une gouttière.

Le 9 *janvier*, le gonflement est complètement disparu. On enlève la gouttière et *on met un appareil de marche* qui prend l'articulation tibio-tarsienne : le premier tour de bande plâtrée passe à 3 centimètres au-dessous de l'interligne articulaire en avant et, en arrière, il descend jusqu'à 3 centimètres du point où le talon appuie sur le sol.

Le malade a souffert la nuit qui a suivi l'application.

10 *janvier*. — On envoie le malade à la radiographie. Le même jour il a marché un peu.

*Radiographie*. — Fracture bi-malléolaire.

Tibia. — La malléole interne esl complètement détachée de l'extrémité inférieure de l'os. Le trait de fracture est oblique de dedans en dehors et de haut en bas. Les deux fragments sont écartés de 4 millimètres environ. Trait de fracture à 3 centimètres de la pointe de la malléole.

Péroné. — Trait de fracture à 6cm,5 de l'articulation tibio-tarsienne, oblique de dehors en dedans et de haut en bas. Très peu d'écartement des fragments.

Le 11 *janvier*, le malade a fait le tour de la salle.

13 *janvier*. — Il marche tous les jours pendant un temps assez long, dans la salle.

17 *janvier*. — Il sort se promener dans le parc. Il est monté jusqu'au haut de la colline de l'hôpital.

25 *janvier*. — Il marche tous les jours, toute la journée. Il monte la côte tous les jours et n'éprouve jamais ni douleur, ni fatigue.

8 *février*. — Le malade est sorti, mais il est rentré à l'hôpital en état d'ivresse.

9 *février*. — Sortie du malade, après l'*ablation de l'appareil*.

Mesures de la jambe saine, prises à l'entrée :

Juste au-dessus des malléoles, 20cm,5.

A 6 centimètres au-dessous de l'épine du tibia, 32cm,5.

Mesures de la jambe malade, prises aussitôt après l'ablation de l'appareil.

Juste au-dessus des malléoles, 22 centimètres.

A 6 centimètres au-dessous de l'épine du tibia, 30cm,5.

Cal solide, pas volumineux.

## Observation VIII

*Fracture bi-malléolaire. — Appareil ambulatoire. — Guérison.*

K... Pierre, chauffeur, 33 ans, entré à l'hôpital Pasteur, le 21 janvier 1903.

Père et mère âgés de près de 80 ans et en bonne santé. Ils ont eu 12 enfants. Il en reste 5. Le malade ne donne pas de renseignements sur la mort de ses frères et sœurs : l'un est mort par accident au service, les autres sont morts en bas âge.

K... est marié. Il a deux enfants, bien portants. La femme est en bonne santé, elle n'a jamais fait de fausse couche.

Le malade a déjà été soigné, à l'hôpital, il y a deux ans, pour une plaie du cuir chevelu. Pas d'autres antécédents.

L'accident est arrivé le 21 *janvier, à 4 heures,* à bord de *la Touraine.* K... a eu la jambe droite prise dans une amarre et il est tombé la tête la première ; il a été retenu dans sa chute par l'amarre ; il est tombé sur le pont et n'a pu se relever ; on l'a conduit immédiatement à l'hôpital Pasteur.

A son entrée on constate tous les signes d'une fracture bi-malléolaire. Ecchymose très étendue surtout à la partie interne de la jambe. On perçoit des points douloureux très nets ; le point fibral est placé à 2 centimètres environ au-dessus de celui du péroné. C'est une fracture par adduction. L'impotence fonctionnelle est absolue. On met le membre dans une gouttière, étant donné le gonflement considérable.

Mesures de la jambe saine :

A 6 centimètres au-dessous de l'épine du tibia, $32^{cm},5$.

Juste au-dessus des malléoles, $21^{cm},5$.

Le 28, le gonflement a complètement disparu ; *on applique l'appareil de marche* à partir d'au-dessus des malléoles.

La nuit qui a suivi l'application le malade a souffert et n'a pas pu dormir.

Le 29 *janvier,* le malade souffre moins ; le lendemain il ne souffre plus du tout, il a marché un peu avec deux béquilles, il a fait une fois le tour de la salle ; le soir on constate de l'œdème du pied.

Le 31, on envoie le malade à radiographier.

2 *février.* — Il a descendu les escaliers du perron de la salle, s'aidant de deux cannes.

4 *février.* — Il a monté jusqu'à mi-chemin la côte de l'hôpital. Le soir il a encore un peu de gonflement du pied.

10 *février.* — Tous les jours il marche toute la journée. Il a parfois un peu de gonflement au niveau des malléoles.

15 *février.* — Le gonflement a complètement disparu. K... monte tous les jours la côte de l'hôpital, marche avec aisanse et ne souffre jamais de sa jambe.

20 *février.* — Le malade marche avec une seule canne. La radiographie, faite le 31 janvier, ne donne pas de renseignement, la fracture étant réduite complètement.

27 *février.* — *Ablation de l'appareil.* La consolidation est bonne.

Mesures de la jambe malade :

Juste au-dessus des malléoles, 23$^{cm}$,5.

A 6 centimètres au-dessus de l'épine du tibia, 31 centimètres.

Comparativement à la jambe saine, les deux malléoles de la jambe malade sont plus écartées l'une de l'autre.

L'articulation du genou et l'articulation tibio-tarsienne se meuvent avec facilité, comme des articulations normales.

Aussitôt après l'ablation le malade a marché en notre présence dans la salle, s'aidant de deux cannes.

## Observation IX

*Fracture du tibia au tiers moyen. — Application d'appareil ambulatoire. — Guérison.*

R... Auguste, âgé de 28 ans, journalier, entre à l'hôpital le 21 janvier 1903.

Ses parents sont morts, le malade ne les a pas connus et ne donne pas de détails. Il a eu 12 frères et sœurs. Il en reste 4. Il a peu connu ceux qui sont morts ; l'un est mort de pneumonie.

Dans ses antécédents personnels on trouve un accident arrivé il y a deux ans : il est tombé de 4 mètres à bord d'un bateau et à la suite il a eu une ecchymose de la face, surtout bien marquée au pourtour des yeux. Au-dessus de l'œil droit, une cicatrice. Le malade ne voit de cet œil que des ombres, il ne distingue nettement aucun objet, ni de près ni de loin.

L'accident qui amène le malade à l'hôpital Pasteur lui est arrivé le 21 *janvier* 1903. Une pile de sacs lui est tombée sur la jambe droite, il a voulu se retirer, mais il n'avait pas assez d'espace. Il a eu la sensation d'un craquement dans la jambe. Il a essayé, mais en vain de marcher. Aussitôt on l'a amené à l'hôpital.

On trouve tous les signes d'une fracture au tiers moyen du tibia de la jambe droite. L'ecchymose est considérable, il n'y a pas de mobilité anormale, mais on perçoit très nettement de la crépitation. Les deux fragments ne semblent pas chevaucher beaucoup l'un sur l'autre. Il y a beaucoup d'œdème de toute la jambe. On met le membre dans une gouttière.

Le 28 *janvier,* on constate la résolution complète de l'œdème *on applique l'appareil de marche* en commençant au-dessus des malléoles ; le malade a souffert toute la nuit : il lui a été impossible de dormir.

Le 30 *janvier.* — Il ne souffre plus, il a fait quelques pas dans la salle.

Le 31. — Il a descendu les marches du perron de la salle. On l'a fait radiographier.

Le 2 *février.* — Il est monté presque jusqu'au haut de la colline de l'hôpital.

Le 10 *février.* — Il marche tous les jours 4 à 5 heures.

*Radiographie.* — L'épreuve montre une fracture oblique du tibia droit, la partie moyenne du trait de fracture est à 23 centimètres de l'articulation tibio-tarsienne. Les fragments sont placés en face l'un de l'autre ; le trait de fracture est oblique de haut en bas et de dehors en dedans, il décrit une courbe qui est accentuée surtout à la partie inférieure, où le trait est presque horizontal.

La pointe supérieure du fragment inférieur est en contact avec le fragment supérieur.

La pointe supérieure du fragment supérieur est reportée en dedans et dépasse le fragment inférieur d'une épaisseur de 1 centimètre,

Il n'y a pas de fracture du péroné.

Le 20 *février*. — R... se promène toute la journée dans le parc de l'hôpital. Il n'éprouve jamais de douleurs au niveau du foyer de fracture.

*Le 27 février, ablation de l'appareil de marche.*

On trouve un cal qui n'est pas très volumineux, au tiers moyen du tibia. L'os est bien consolidé. Le malade fléchit le pied et le genou avec aisance, comme normalement.

Mesures de la jambe malade, prises aussitôt après l'ablation de l'appareil :

Juste au-dessus des malléoles, 21 centimètres.

A 6 centimètres au-dessous de l'épine du tibia, 30 centimètres.

Mesures de la jambe saine prises lors de l'entrée du malade à l'hôpital :

Juste au-dessus des malléoles, 20 centimètres.

A 6 centimètres au-dessous de l'épine du tibia, 30 centimètres.

Il a marché devant nous aussitôt l'appareil enlevé, avec deux cannes.

## Observation X

*Fracture du péroné. — Appareil ambulatoire. — Guérison.*

A... Ernest, journalier, âgé de 31 ans, entre à l'hôpital le 3 février 1903.

Son père est mort, il ne donne pas de détails sur sa mort. Sa mère est bien portante. Il a un frère en bonne santé.

Comme antécédents personnels, il signale uniquement une entorse à la jambe droite, à 22 ans.

A... est tombé après avoir glissé sur le trottoir. Il n'a pas pu se relever. On l'a conduit dans sa chambre, puis une voiture est venue le prendre et l'a conduit à l'hôpital.

*Examen.* — On voit une ecchymose très tendue de la partie externe de la jambe gauche. On ne trouve pas de mobilité anormale ; on trouve un point douloureux très net situé à 5 centimètres de la malléole externe. En appuyant sur la pointe de la malléole externe on provoque la mobilité du fragment inférieur, dont on peut percevoir l'extrémité à travers la peau. Le gonflement de la partie inférieure du membre est assez marqué. On l'enveloppe dans une gouttière.

Le 11 *février*. — Le gonflement n'est pas complètement disparu.

Le 14 *février*. — On met l'*appareil de marche* simplifié, on commence à enrouler la bande au-dessus du foyer de fracture.

La nuit suivant l'application, le malade a souffert beaucoup. On observe un œdème du pied assez considérable.

Le 16 *février*. — Le malade a marché, s'aidant de deux béquilles, mais le soir l'œdème a augmenté.

20 *février*. — Les malléoles sont toujours enflées ainsi que tout le pied.

Le 23 *février*. — Le malade marche beaucoup avec deux cannes Il n'y a plus du tout de gonflement, même le soir.

Le 14 *mars, ablation de l'appareil*. — Bonne consolidation osseuse, pas de déviation, pas de raideur articulaire ni tendineuse. Mesure du mollet 14 centimètres au-dessous de la pointe de la rotule :

A gauche, — côté fracturé, 30 centimètres.

A droite, — côté sain, 31cm,5.

Le malade a marché le jour de l'ablation de l'appareil.

## Observation XI

Observation 1344 de la clinique du Dr Sorel.

*Fracture de cuisse droite. — Appareil de marche. — Guérison.*

B... Émile, 55 ans, journalier, entré le 9 septembre 1901, à l'hôpital Pasteur, serait tombé le 22 août de la hauteur d'une machine à battre, est resté sans connaissance. La fracture n'a pas été réduite; on s'est contenté d'appliquer des compresses sur la cuisse.

A l'entrée. — On trouve un raccourcissement de 8 centimètres du membre inférieur droit. Le pied est tourné en dehors. Au haut de cuisse, au-dessous du grand trochanter, il y a un épaississement. A ce niveau, en faisant mouvoir ce membre, on perçoit des craquements. Application de l'extension continue. *Le 13 septembre, application de l'appareil de marche.*

La dessiccation se fait sous la traction de 4 kilogrammes.

Pendant toute la durée de l'application de son appareil, le malade ne se plaint d'aucune douleur et peut marcher dans la ville avec des béquilles.

Le 11 *novembre, ablation de l'appareil* (59ᵉ *jour*). Raccourcissement : 3 centimètres. Le malade marche facilement.

Sortie du malade, 26 novembre 1901.

## Observation XII

Observation 1376 de la clinique du Dʳ Sorel.

*Fracture de cuisse gauche au tiers inférieur. — Appareil ambulatoire. — Guérison. — Fracture de cuisse au tiers supérieur à gauche.*

G..., matelot, 30 ans, a toujours joui d'une excellente santé, n'a jamais été alité. Est tombé dans son bateau le 20 octobre 1901. A l'entrée à l'hôpital, où il est transporté aussitôt, on constate une fracture de la cuisse droite avec déplacement marqué et tous les signes classiques de la fracture.

Les jours suivants, il se fait du gonflement et on fait de l'extension continue avec l'appareil ouaté remontant jusqu'au niveau du genou.

Le 4 *novembre* 1901, *on applique l'appareil ambulatoire.* Les jours suivants il se lève et fait des tentatives pour marcher. Dans les premiers jours, il se meut avec difficulté, étant très grand et très lourd.

Le 25 *novembre,* on est obligé d'appliquer un nouvel appareil, l'ancien étant devenu trop lâche par suite du dégonflement qui s'est produit.

Le 26, avec ce nouvel appareil, le malade marche très bien.

20 *décembre, ablation de l'appareil.* Pas de raccourcissement. Souplesse complète du genou. Le malade, à sa sortie qui a lieu le 30 décembre, marche très bien.

## Observation XIII

Observation 1426 de la clinique du Dr R. Sorel.

*Fracture de cuisse droite à l'union du tiers inférieur et du tiers moyen.*

C... Louis, étant ivre, le 9 décembre 1901, est tombé et n'a pas pu se relever. Il est amené à l'hôpital. Il ne peut donner aucun renseignement et même les jours suivants n'a aucun souvenir de ce qui s'est passé.

A l'entrée à l'hôpital, on constate à droite une fracture de cuisse au tiers inférieur. Il n'y a pas de plaie, mais un gonflement très marqué. La mobilité anormale est très accentuée. On applique aussitôt un bandage ouaté des orteils au niveau du genou et on fait de la traction continue avec un poids de 4 kilogrammes.

Le 20 *décembre* (11e jour), le gonflement a disparu. *On applique l'appareil de marche.* Le malade est soumis pendant la dessiccation à la traction de 4 kilogrammes.

Le lendemain 21 *décembre,* il commence à marcher.

Le 24, il marche très facilement : il va et vient dans le service et sort dans la cour sans éprouver de douleur.

*Le* 12 *février* 1902, 43 *jours après, on fait l'ablation de l'appareil.*

Le 18 *février,* il sort de l'hôpital complètement guéri. Le malade n'a de raideur articulaire ni du genou, ni des articulations du pied ; il n'a pas d'atrophie musculaire. Il marche très bien sans boiterie ; il a 3 centimètres de raccourcissement.

## Observation XIV

Observation 1500 de la clinique du Dr Sorel.

*Fracture de cuisse à l'union du tiers moyen et du tiers inférieur.*

M. B... Jules, 37 ans, employé, en sautant le 13 avril 1902, à 5 heures et demie du soir, sent une douleur vive au niveau de la cuisse droite. Il ne peut plus marcher et est transporté à l'hôpital à 7 heures du soir.

A l'entrée on constate une douleur localisée au niveau du tiers moyen et inférieur de la cuisse, il y a une mobilité anormale, on sent d'une façon très nette les deux fragments du fémur frottant l'un sur l'autre et donnant lieu à de la crépitation. On place le malade dans une gouttière. Le lendemain et les jours suivants on constate un œdème considérable de la cuisse et de l'hydarthrose du genou.

7 jours après son entrée nous appliquons un bandage ouaté compressif du membre inférieur jusqu'au niveau du genou. On fait la traction continue pendant trois jours.

*Le 23 avril, 10 jours après l'accident, application de l'appareil de marche.*

Le 26 le malade se lève et commence à marcher. C'est un homme vigoureux et très grand.

27 et 28 *avril.* — Le malade marche davantage et peut faire tout le tour de la salle.

Les jours suivants il est toujours debout et se promène dans la salle.

Le 6 *mai* il sort de la salle, peut monter et descendre les marches pour se promener dans le parc, appuyé sur deux béquilles.

Le gonflement de l'articulation à cette époque a complètement disparu, et il n'y a plus trace d'œdème de la cuisse.

*Le 4 juin, le 43e jour de l'application de l'appareil, on fait l'ablation du bandage* et le malade commence à marcher en s'appuyant directement sur son membre malade.

Dans les jours suivants il a eu un peu de parésie branchiale due à l'usage des béquilles.

Sortie du malade 7 mai 1902.

Le 12 *juin* le malade est revu, il est dans un très bon état, il marche très bien.

Il a une très bonne consolidation sans hypertrophie du cal. Pas d'atrophie musculaire. Raccourcissement de 2 centimètres. Le malade marche très bien sans aucune boiterie.

## Observation XV

G... Émile, âgé de 46 ans, journalier, entre à l'hôpital le 4 décembre 1902.

Son père et sa mère sont morts. Il n'a comme antécédents personnels qu'une fracture de la jambe droite, au-dessus des malléoles; fracture soignée il y a quatre ans, à l'hôpital Pasteur ; pas d'antécédents vénériens.

L'accident est arrivé le 4 décembre à 10 heures et demie du matin. Le malade portait un fardeau ; il a glissé et est tombé sur le côté, recevant le fardeau sur la jambe.

A son entrée, on constate tous les signes d'une fracture au tiers moyen de la cuisse droite ; une ecchymose assez considérable sur le côté externe ; les tentatives de réduction montrent de la crépitation. L'impotence fonctionnelle est absolue. On met le malade dans une gouttière.

Le samedi 6 *décembre,* on applique un pansement ouaté avec bandes, et on fait de l'extension avec un poids de 5 kilogrammes. Le malade souffre au niveau du foyer de la fracture.

*Le 8 décembre, on lui applique l'appareil de marche,* et le lendemain il fait quelques pas, avec des béquilles dans la salle.

Le 16 *décembre,* on fait la radiographie. L'épreuve ne donne pas de renseignements.

Après l'application de l'appareil, le malade est resté au lit bien que ne souffrant pas du tout.

Le 13 il s'est levé et a descendu et monté les escaliers du perron de la salle.

Mesures de la cuisse saine :

Au-dessus du condyle interne, 34cm,5.

(Mesure passant près du bord supérieur de la rotule.)

A 15 centimètres au-dessus du bord supérieur de la rotule, 40 centimètres.

Au niveau du pli de l'aine, 52 centimètres.

Longueur de la cuisse :

1° de l'épine iliaque antérieure et supérieure jusqu'à la pointe de la malléole externe, 95 centimètres ;

2° de l'épine iliaque antérieure et supérieure jusqu'à l'interligne articulaire, 48cm,5.

Le 20 *décembre*. — G... marche dans la salle, reste debout une bonne partie de la journée.

Le 25. — Il ne quitte pas la salle parce qu'il ne s'habitue pas bien aux béquilles.

Le 2 *février*. — Il sort très peu, mais fait le tour de la salle plusieurs fois par jour.

Le 24 *février*. — Durant tout le traitement G... ne sort pas de la salle ; mais il se promène tous les jours.

*On enlève l'appareil le 28 janvier (au bout de 50 jours).*

Mesures de la cuisse malade :

1° Au-dessus du condyle interne, 3cm,5.

(Mesure passant par le bord supérieur de la rotule.)

2° A 15 centimètres au-dessus du bord supérieur de la rotule, 45 centimètres.

3° Au niveau du pli de l'aine, 52 centimètres.

Longueur de la cuisse :

1° de l'épine iliaque antérieure et supérieure jusqu'à la pointe de la malléole externe, 92 centimètres ;

2° de l'épine iliaque antérieure et supérieure jusqu'à l'interligne articulaire, 40 centimètres.

A la partie moyenne de la cuisse on sent un gros cal. La consolidation est bonne.

La fracture de jambe intervient en grande partie dans le raccourcissement, puisque les longueurs des deux cuisses jusqu'à l'interligne articulaire ne diffèrent que $0^{cm},5$.

La fracture ancienne du tibia a déformé complètement l'ossature inférieure de la jambe, la malléole interne est aplatie.

Le 30 *janvier* le malade marche avec des béquilles, son genou a un peu de raideur, mais il le plie à angle droit; on lui fait du massage.

Le 4 *février*. — Le genou devient souple.

20 *février*. — Le membre malade est dans un état très satisfaisant.

## Observation XVI

Observation 1381 de la clinique du Dr Sorel.

*Tumeur blanche fistuleuse du genou gauche. — Appareil de marche. — Guérison.*

D..., Georges, 36 ans, garçon limonadier, entre à l'hôpital Pasteur pour une tumeur blanche fistuleuse du genou gauche, le 5 novembre 1901; le malade a eu cette année même de la bronchite tuberculeuse et il a été soigné dans le pavillon spécial des tuberculeux.

Influenza à 22 ans; une fièvre typhoïde à 26. Il n'a eu ni hémoptysies, ni sueurs nocturnes. Il tousse un peu.

Il a une tumeur blanche du genou gauche depuis l'âge de 10 ans. Il n'a un abcès et une fistule que depuis le mois d'août dernier. Il souffre beaucoup du genou au moment de l'entrée.

*Examen*. — Tumeur blanche du genou très nette avec pseudo-fluctuation de fongosité tout autour du genou. La jambe est en flexion de près de 45 degrés, elle est tournée en dedans, le genou est très gros, la rotule est immobilisée et fixée sur les os, il y a une fistule qui conduit sur l'os et laisse couler du pus.

L'urine ne contient ni sucre ni albumine.

Nous ne notons rien de particulier ni au poumon ni au cœur malgré ses antécédents.

15 *novembre, résection du genou.* — La rotule est adhérente au tibia et au fémur, elle est grosse. Les tubérosités du fémur sont en bouillie et se coupent facilement, surtout la tubérosité interne. Du côté du tibia comme du côté du fémur les lésions sont surtout osseuses, très peu marquées sur la synoviale. Après l'ablation des condyles du fémur et les tubérosités du tibia, on trouve plusieurs abcès du tibia sur le condyle interne. Ils sont nettoyés à la gouge. Un des abcès est très profond et conduit sur la moelle. Les abcès sont nettoyés à la curette. Réunion de la plaie aux crins de Florence. Pansement aseptique. Gouttière plâtrée.

Le 3 *décembre.* — Pansement, ablation des fils et *application de l'appareil de marche.*

Le 6 *décembre.* — Le malade se lève et marche.

Le 20 *mars.* — *Ablation de l'appareil de marche* et genouillère plâtrée.

Le 11 *juin.* — Le malade sort guéri.

Le malade marchait très facilement avec son appareil sans douleur, restait toute la journée dehors.

Nous avons revu le malade pour la dernière fois le 14 novembre 1902, il était dans un parfait état.

## Observation XVII

Observation 1569 de la clinique du Dr Sorel.

*Tumeur blanche du genou gauche. — Résection du genou. — Appareil de marche. — Guérison de la résection. — Mort de phtisie pulmonaire après sa sortie de l'hôpital.*

L..., Henri-François, 26 ans, menuisier, entre le 27 décembre 1901 à l'hôpital Pasteur. Son père et sa mère sont bien portants. Il a 2 sœurs qui sont mortes en bas âge. Il a 3 sœurs qui sont bien portantes et qui sont mariées et ont des enfants en bonne santé sauf un qui serait mort de méningite.

Notre malade n'a jamais souffert que de son genou gauche. I

a commencé à souffrir à la suite d'un traumatisme assez grave, une bille de bois lui est tombée directement sur le genou, a eu du gonflement et il se serait même formé une fistule purulente qui a peu duré mais le genou serait resté gros.

*Examen.* — Genou gauche gros, ankylosé, sans fluctuation ni fausse fluctuation. L'ankylose n'est pas en rectitude, il y a une légère flexion.

Le malade est pâle, maigre. Il a toujours bon appétit, les digestions se font bien et il ne tousse pas d'habitude. On ne note rien de particulier à l'auscultation du poumon.

*Cœur.* — Pas de souffle, mais irrégularité dans la vitesse des battements, à la pointe les bruits sont métalliques.

*Urines.* — Ni sucre ni albumine.

Le 8 *janvier* 1902. — Résection du genou. La rotule est soudée aux deux os, on enlève environ 5 centimètres du fémur et 2 centimètres du tibia. A la face postérieure de la tranche tibiale il y a un abcès très profond qui est vidé à la curette. Suture de la peau aux crins de Florence. Pas de ligature ni de suture osseuse, gouttière plâtrée.

Les suites sont très simples et le 24 janvier on fait le pansement, il y a une réunion de la peau et les fils sont enlevés. *On applique alors l'appareil de marche,* le lendemain le malade se lève et commence à marcher ; les jours suivants il sort dans le jardin, il reste le plus longtemps possible dehors.

Le 14 *avril.* — Il a été pris de toux et d'hémoptysie.

Le 2 *mai.* — *On enlève l'appareil de marche,* on applique une simple genouillère plâtrée.

Le malade a encore des hémoptysies.

Le 9 *mai.* — Légère hémoptysie.

Le 11 *juin.* — Guérison complète du genou, bonne consolidation, très bon résultat.

Le 7 et le 8 *août.* — Nouvelle hémoptysie.

Le 30 *octobre.* — Le malade sort de l'hôpital avec une guérison complète de son genou mais ayant encore des troubles pulmonaires accentués.

Quelques mois après sa sortie de l'hôpital nous avons appris qu'il était mort de phtisie pulmonaire.

## Observation XVIII

Observation 1658 de la clinique du Dr Sorel.

*Tumeur blanche du genou gauche, résection du genou. — Appareil de marche. — Guérison.*

Le B..., Auguste, 17 ans, journalier, entre à l'hôpital Pasteur, le 9 juillet 1902. Il a eu la fièvre typhoïde à 4 ans, n'a pas fait d'autre maladie. Son père et sa mère sont décédés de maladie inconnue.

Il serait tombé à l'âge de 4 ans et aurait souffert à la suite du genou. Il aurait eu quelques années de guérison apparente, puis les douleurs au niveau du genou auraient recommencé.

Le genou est malade sans discontinuation depuis 6 ans. Le genou est gros depuis plusieurs années et ankylosé. Les douleurs auraient augmenté depuis une quinzaine de jours.

*Examen.* — Le genou gauche est gros, ankylosé, un peu en flexion et douloureux au palper, les extrémités osseuses du tibia et du fémur sont augmentées de volume. *Au poumon* on constate en arrière et à droite au sommet de la submatité et une respiration saccadée. Le reste du poumon est normal.

Cœur. — Les bruits du cœur sont vigoureux, mais on constate quelques intermittences qui sont peut-être motivées.

Urines. — Ni sucre, ni albumine.

Le 16 *juillet.* — Chloroforme. A l'ouverture de l'articulation il sort un liquide citrin. La synoviale est très épaissie; à la tranche tibiale on trouve un abcès gros comme une noisette, à la partie postérieure. Curettage de cet abcès. Pas de suture ni de ligature. Drain, suture de la peau au crin de Florence.

Pansement aseptique et gouttière plâtrée. Au réveil le malade est assez agité, mais ne vomit pas.

Le lendemain il a eu des vomissements, il a continué à être agité. D'ailleurs le malade est très indocile.

Le 21 *juillet,* on fait le pansement, on enlève le drain.

Le 27 *octobre, on applique un appareil de marche.* Le lendemain le malade se lève et à partir de ce moment il sort tous les jours, monte et descend la côte de l'hôpital et court même dans les allées.

Le 8 *décembre, on fait l'ablation de l'appareil,* la guérison est complète et il y a une très bonne consolidation.

Le lendemain 13 octobre, il sort de l'hôpital.

Il y a actuellement dans le service du Dr Sorel plusieurs malades en traitement par les appareils ambulatoires : une fracture de cuisse au tiers moyen, une au tiers inférieur ; une fracture de jambe au tiers inférieur ; une fracture bi-malléolaire. Nous n'avons pas pu insérer ces quatre observations, qui ne devaient pas montrer les résultats obtenus, les malades ayant toujours leur appareil.

## CONCLUSIONS

1° La méthode ambulatoire dans le traitement des fractures de jambe et de cuisse semble être la méthode de choix ;

2° Les meilleurs appareils sont ceux qui permettent la marche en assurant l'extension et la contre-extension, tout en laissant libres toutes les articulations ;

3° Le traitement a comme indications non seulement les fractures, mais aussi les suites d'intervention chirurgicale osseuse du membre inférieur ;

4° Les contre-indications au traitement ambulatoire sont les fractures compliquées graves, les fractures avec plaie infectée, et les fractures dans lesquelles la réduction est impossible et le chevauchement des fragments trop considérable.

## INDEX BIBLIOGRAPHIQUE

ADENOT. — Suture osseuse dans les fractures de la rotule et de l'olécrâne. *IXe Congrès français de chirurgie.* Paris, 1895.

ALBERS. — Ueber Gehverbande bei Brüchen der unteren Gliedmassen. *Archiv für klinische Chirurgie,* Bd XLVIII, p. 287, 1894.

— *Congrès allemand de chirurgie,* 21 avril 1894. *C. R. Revue de chirurgie,* 1894, p. 877.

BARDELEBEN. — Ueber frühzeitige Bewegung gebrochener Glieder, mit besonderer Rucksicht auf die untere Extremität. *Archiv für klinische Chirurgie,* Bd XLVIII, p. 1894.

BAUDENS. — *Gazette des hôpitaux,* 1840, p. 249.

BERGER. — Du traitement des fractures non compliquées de plaie par une opération. *IXe Congrès français de chirurgie.* Paris, 1895.

— *Congrès belge de chirurgie. Journal de chirurgie et annales de la Société belge de chirurgie,* 1902, nos 7 et 8.

BERNE. — Conférence. Paris, 1884.

— *Revue générale de clinique et de thérapeutique,* 30 juin 1887.

— Traitement massothérapique des fractures du péroné. *Revue de thérapeutique médico-chirurgicale.* Paris, 15 janvier 1897.

BIZET. — *Recueil de mémoires de médecine, chirurgie et pharmacie militaires.* Paris, 1866.

BŒCKEL. — De l'intervention opératoire précoce ou tardive dans les fractures fermées. *IXe Congrès français de chirurgie.* Paris, 1895.

Bouché. — Contribution à l'étude du traitement des fractures non consolidées. *Thèse,* Paris, 1898.

Bougon. — Deux cas de fracture de jambe traités par la méthode ambulatoire. *Revue médicale de Normandie,* novembre 1902.

Bourguet. — Traitement des fractures de l'extrémité inférieure du radius. *Bulletin général de thérapeutique médicale et chirurgicale.* Paris, 1873.

Bourlet. — Déambulation dans le traitement des pseudarthroses de la jambe. *Thèse,* Paris, 1898.

Bradford. — Du traitement ambulatoire des fractures chez les enfants. *Annals of Surgery,* octobre 1896 (analysé dans la *Revue orthopédique,* 1897).

Bruns. — Ueber den Gehverband bei Fracturen und Operationen an den unteren Extremitäten nebst Beschreibung einer neuen Geh. und Lagerungsschiene. *Beiträge zur klinischen Chirurgie,* 1893.

Bumm. — Ueber mobiliserende Behandlung von Knochenbrüchen. *Wiener klinik.,* janvier 1895.

Castex. — *Journal de médecine et de chirurgie pratiques,* 1892, art. 15062, p. 181.

Cestan. — Le traitement des fractures du membre inférieur par les appareils dits « ambulatoires ». *Gazette des hôpitaux,* 26 avril 1897.

Championnière. — Discussion sur l'immobilisation et la mobilisation des articulations malades. *Société de chirurgie,* 1879.

— Sur les fractures articulaires. *Société de chirurgie,* 1880.

— Traitement des fractures du radius et du péroné par le massage. Traitement des fractures para-articulaires simples et compliquées de plaie sans immobilisation. Mobilisation et massage. *Société de chirurgie,* 1886.

Championnière. — Traitement de certaines fractures par le massage. *Journal de médecine et de chirurgie pratiques*, septembre 1886.

— Le massage et la mobilisation dans le traitement des fractures, théorique et pratique, indications, applications à la plupart des fractures. *Journal de médecine et de chirurgie pratiques*, 1889.

— Traitement des fractures par le massage et la mobilisation, 1895.

— Communication à l'Académie de médecine, 21 décembre 1897.

Corlieu. — Centenaire de la Faculté de médecine de Paris, 1794-1894. Paris, 1896.

Demons. — Traitement par la suture de certaines fractures de la clavicule. *IX$^e$ Congrès français de chirurgie*. Paris, 1895.

Denucé. — *Nouveau Dictionnaire de médecine et de chirurgie pratiques*. Paris, 1880. Article pseudarthrose.

Dombrowski. — *Zur* orthopad. Behandlung der fungösen Gelenkkrankheiten und Fracturen an den unteren Extremitäten. *Inaug. Dissert.* Dorpat, 1887.

— Eine modification des Thomas'schen apparates zur Behandlung einfacher fracturen u. fungöser Gelenkkrankhungen an den unteren Extremitäten. *Saint-Peterbourg Med. Woch.*, 1891, n° 32.

Dollinger. — Ein einfacher abnehmenbarer Gipsverband zur ambulanten Behandlung der Unterschenkelfracturen. *Centralblatt für Chirurgie*, n° 46, 1893.

— *Centralblatt für Chirurgie*, n° 1, 1894.

— Communication au *Congrès belge de chirurgie*, septembre 1902.

Douvrin. — Sur le traitement des fractures par le massage et la mobilisation. *Thèse*, Paris, 1898.

Dujarier. — *Thèse*, Paris, 1900.

Folet (F.). — Appareil ambulatoire pour fracture de jambe. *Écho médical du Nord* (janvier et juin 1898), p. 14, et p. 282.

Forgues et Reclus. — Traité de thérapeutique chirurgicale, 2e édition. Paris, 1898.

Fourcaud. — Appareils de marche dans les impotences du membre inférieur. *Thèse,* Bordeaux, 1897.

Frank. — *Congrès belge de chirurgie. Journal de chirurgie et Annales de la Société belge de chirurgie,* nos 7 et 8.

Garré. — Ueber die Bruns'sche Gehschiene. *Berl. klinische Wochenschrift,* 21 mai 1894.

Hannecart. — *Congrès belge de chirurgie. Journal de chirurgie* 1902.

— *Annales de la Société belge de chirurgie,* 1902, nos 7 et 8, p. 60.

Harbordt. — Eine neue Schiene zur Behandlung von Oberschenkelbrüche ohne dauernde Bettlage. *Deutsche Med. Wochenschrift,* p. 764, 1889.

Heidenreich. — De l'intervention opératoire précoce ou tardive dans les solutions de continuité des os longs (crâne et rachis excepté). *IXe Congrès français de chirurgie.* Paris, 1895.

Hennequin. — *Revue d'orthopédie,* 8e année, janvier 1897, p. 79.

Hessing. — *Deutsche medicinische Wochenschrift,* p. 764, 1889, et p. 845, 1890.

Heusner. — Ueber Behandlung der Oberschenkelbrüche im Umhergehn. *Deutsche Med. Wochenschrift,* p. 845, 1890.

— Die Behandlung der Oberschenkel und Oberarmbrüche im Barmerkrankenhause. *Archiv für klin. Chirurgie.* Bd 43, p. 91.

Hoffa. — Technic der massage.

Korsch. — Appareil ambulatoire dans les fractures de jambe et de cuisse. *Berliner klin. Woch.,* 1893, n° 2.

— Beiträge zur Mekanik des Gehverbandes. *Berliner klin. Woch.,* 1895, 4 mai.

Krause. — Beiträge zur Behandlung der Knochenbrüche der unteren Gliedmassen im Umhergehn. *Deut. med. Woch.*, 1891, n° 13, p. 457.

Krause. — Erfahrungen über die Verwendung des Gehverbandes. *Deut. med. Woch.*, 1895, n° 12, p. 187.

Lambotte. — Discussion au Congrès belge de chirurgie. *Journal de chirurgie et Annales de la société belge de chirurgie*, 1902, n^os^ 7 et 8, p. 91.

Landerer. — Ueber neuere methoden der fracturen behandlung. *Münch. med. Woch.*, 1894, p. 1005.

Lapeyre. — Du traitement des fractures de jambe sans immobilisation au lit. *Thèse*, Paris, 1894.

Lejars. — Note sur la ligature des os, technique et procédés : la ligature en cadre. *IX^e^ Congrès français de chirurgie*, Paris, 1895.

Liermann. — Ueber die Behandlung von Knochenbrüchen und Schweren Erkrankungen der unteren Extremität im Umhergehn vermittels einer Extensionschiene. *Deut. med. Woch.*, 10 août 1893.

— *Berl. klin. Woch.*, 20 mai 1895.

Lunn. — Some remarks on the treatment of fractures. *British med. journal*, 1895, p. 1378.

Malgaigne. — Traité des fractures et des luxations, paru de 1847 à 1851.

Maunoury. — De la radiographie dans l'étude des fractures et des luxations. *XIII^e^ Congrès international de médecine*, Paris, 1900. Section de chirurgie générale.

Moty. — Intervention dans les solutions de continuité des os longs. *IX^e^ Congrès français de chirurgie*. Paris, 1895.

Moulonguet. — Appareil ambulatoire dans les fractures de jambe. *Gazette médicale de Picardie*. Amiens, 1900.

Péan. — Traitement des complications précoces ou tardives dans les solutions de continuité des os. *IX^e^ Congrès français de chirurgie*. Paris, 1895.

Pendleton. — The ambulatory treatment of fractures involving the bones the legs. Charlotte [U. S], M. J., 1900, XVI, 577-579.

Platel. — Une méthode de traitement des fractures. *Thèse*, Lille, 1900.

Porembski. — Traitement ambulatoire des fractures des extrémités inférieures. *Semaine médicale*, 17 novembre 1894, p. 528.

Portal. — Contribution à l'étude du traitement de certaines variétés de fractures par la suture osseuse précoce. *Thèse*, Paris, 1900.

Phocas. — Communication au *XIVe Congrès français de chirurgie*, 26 octobre 1901, p. 923.

Rapin. — Étude clinique sur le massage appliqué au traitement des fractures juxta-articulaires. *Thèse*, Lyon, 1888.

Reclus. — *Société de chirurgie de Paris*, 1897, p. 226, 297, 569, 672.

Rémy. — *Congrès belge de chirurgie. Journal de chirurgie et Annales de la société belge de chirurgie*, 1902, nos 7 et 8, p. 101.

Reyher-Treubert. — Zür Behandlung d. fracturen der uteren Extremitat. Wratsch., 1882. — Rf. *Centralblatt für chirurgie*, p. 254, 1883.

Reyher. — *Deutsche Zeitschrift für Chirurgie*, III, n° 3 et 4, p. 189-225, 10 novembre 1873.

Rothschild. — Communication au *Congrès belge de chirurgie. Journal de chirurgie et Annales de la société belge de chirurgie*, 1902, nos 7 et 8, p. 77.

Roux (de Brignolles) fils. — Observations de malades guéris au moyen de la suture osseuse. Discussion. *Société de chirurgie de Paris*, 1894, p. 513-707.

Roux. — Traitement des fractures de l'olécrâne par la suture sous-périostée, avantages de cette méthode. *Archiv. Provinc. de chirurgie*, juillet 1897, p. 450-457, et août 1897, p. 511-522.

Roy. — Du traitement ambulatoire des fractures. *Concours médical*. Paris, 1900.

Schmidt. — Die Behandlung der fracturen der unteren Extremität. *Centralblatt für Chirurgie*, 1893, n° 32.

Schneider (P.). — *XV*ᵉ *Cong. de la Soc. allemande de Chirurgie*, 1886.

Schneider. — *XXI*ᵉ *Cong. de la Société allemande de Chirurgie*, juin 1892. Rf. *Revue de Chirurgie*, 1892, p. 1054.

Seutin. — *Beiträge zur Klinischen Chirurgie*, t. II, p. 499, 1893.

Sorel et Le Nouène. — Traitement ambulatoire des fractures de jambe. *Arch. provinc. de Chirurgie*, mai 1901, p. 275-292.

Sorel. — Traitement ambulatoire des fractures de jambe et de cuisse. *XIV*ᵉ *Cong. franç. de Chirurgie*. Paris, 1901, p. 918-920.

— Tige pour le traitement ambulatoire des fractures et des opérations pratiquées sur le fémur. *Arch. provinc. de Chirurgie*, avril 1902, p. 229.

— *Cong. belge de Chirurgie. Journal de Chirurgie* et *Annales de la Société belge de Chirurgie*, 1902, nᵒˢ 7 et 8, p. 90.

Thierry. — Traitement des fractures simples obliques du tibia par la suture osseuse. *XIV*ᵉ *Cong. franç. de Chirurgie*. Paris, 1901, p. 921.

— De la suture osseuse comme procédé d'élection dans le traitement des fractures récentes de la diaphyse des os longs avec déplacement. *XIII*ᵉ *Cong. international de Médecine*, Paris, 1900. *Section Chirurgie*, p. 379.

Tilanus. — *Cong. franç. de Chirurgie*. Paris, 1885.

Tuffier et Loubet. — Traitement des fractures des membres. *Cong. belge de Chirurgie, Journal de Chirurgie* et *Ann. de la Société belge de Chirurgie*, 1902, nᵒˢ 7 et 9, p. 1-55.

Tuffier. — *Société de Chirurgie*. Paris, 1893.

— Réduction des fractures et radiographie. *Presse médicale*, 10 janvier 1900.

— Réduction des fractures étudiées par la radiographie. Influence des appareils sur cette réduction. *XIII*ᵉ *Cong. international de Médecine*. Paris, 1900. *Section Chirurgie*, p. 350-352.

— *Société de Chirurgie*. Paris, 1900, p. 363-368.

— *Société de Chirurgie*. Paris, 1901, p. 712-722.

VIDAUD DE POMERAIT. — Traitement des fractures simples de jambe par la méthode ambulatoire. *Thèse*, Paris, 1897.

VILLARD. — Quelques cas d'intervention précoce ou tardive pour fractures. *IX*[e] *Cong. franç. de Chirurgie*, p. 671-680.

VITRAC-JUNIOR. — *Journal de Médecine de Bordeaux*, 26 septembre 1897.

— La méthode ambulatoire dans le traitement des affections du membre inférieur. Appareil de marche à étrier mobile. *Presse médicale*, 23 février 1898, p. 98.

ZELENKOW. — Zur Behandlung der Fractura simplex. *Saint-Petersbourg. Med. Wochenschrift*, 1889, n° 9.



CHARTRES. — IMPRIMERIE DURAND, RUE FULBERT.

www.ingramcontent.com/pod-product-compliance
Ingram Content Group UK Ltd.
Pitfield, Milton Keynes, MK11 3LW, UK
UKHW021038230726
13926UKWH00004B/1538

9 782019 268930